□ 国家自然科学基金重大研究计划培育项目（92159102）
□ 江西省主要学科学术和技术带头人培养项目（20232BCJ22025）
□ 江西省自然科学基金重点项目（20232ACB205001）

肿瘤再生细胞
发生与发展机制及诊疗策略研究

张跃进　贾　琼　黄　薇　著

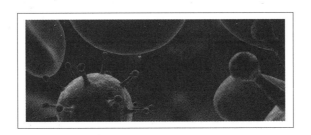

U0206576

西南交通大学出版社
·成　都·

图书在版编目（CIP）数据

　　肿瘤再生细胞发生与发展机制及诊疗策略研究 / 张
跃进，贾琼，黄薇著. --成都：西南交通大学出版社，
2024.6. -- ISBN 978-7-5643-9308-3

　　Ⅰ. R3

　　中国国家版本馆 CIP 数据核字第 2024Z0Q246 号

Zhongliu Zaisheng Xibao Fasheng yu Fazhan Jizhi ji Zhenliao Celüe Yanjiu
肿瘤再生细胞发生与发展机制及诊疗策略研究

张跃进　贾琼　黄薇　著

责 任 编 辑	黄淑文
封 面 设 计	原谋书装
出 版 发 行	西南交通大学出版社
	（四川省成都市金牛区二环路北一段 111 号
	西南交通大学创新大厦 21 楼）
营销部电话	028-87600564　028-87600533
邮 政 编 码	610031
网　　　址	http://www.xnjdcbs.com
印　　　刷	成都蜀通印务有限责任公司
成 品 尺 寸	170 mm × 230 mm
印　　　张	13
字　　　数	199 千
版　　　次	2024 年 6 月第 1 版
印　　　次	2024 年 6 月第 1 次
书　　　号	ISBN 978-7-5643-9308-3
定　　　价	68.00 元

图书如有印装质量问题　本社负责退换

　　越来越多的证据表明，力学信号在正常的活细胞、组织、器官和疾病中都起着决定性作用。传统的生物化学和分子生物学主要从小分子和蛋白质信号途径的角度，研究外界环境对机体和细胞的影响。生物力学是利用力学原理和方法，定量研究细胞与人体结构、功能之间的关系，为了模拟活细胞在生物体外的实验中实现与体内生理环境中的活组织感知到的力学刺激，可以对体外培养的活细胞采用各种力学装置施加机械力，为生物力学的研究提供了一个非常有效的途径。但是，目前还没有任何一种仪器或者方法可以从任意方向给一个活细胞施加可变化频率、大小和时间的机械力，同时以突破光学显微镜分辨率极限的超高分辨率来实时观察和测量细胞及细胞核内的结构变化。

　　作者通过将受激发射损耗显微镜（Stimulated emission depletion microscopy，STED）和三维细胞磁力扭曲仪（Three Dimensions-Magnetic twisting cytometry，3D-MTC）结合，构建了一个可以实现这些功能的新平台。作者经过多年的努力，以创新的思维，运用专门的接口板构建了三维细胞磁力扭曲仪与 STED 纳米显微镜交互的硬件平台，自主编写了驱动程序和应用软件，成功地构建了 3D-MTC 和 STED 纳米显微镜交互的具有超高分辨率的细胞生物力学研究平台，并将其用于细胞生物力学研究。同步控制实现了通过 STED 高速扫描组件周期性地采集和存储通过超分辨率显微镜观测到的细胞被 3D-MTC 加力的高分辨率图像，建立了目前世界上唯一的一个基于 3D-MTC 与 STED 纳米显微镜耦合的细胞生物力学研究平台，并实验证实了该平台为细胞生物力学的研究提供了实时有效的观测工具，不但可以利用它获得细胞核内部细节更清晰的变化图像，还可以应用该平台进行细胞力学特性的定量测量与分析研究。

这个平台还可以实时观察活细胞对细胞表面的力学感受器介导的快速力学信号的反应，并定量测量同一个细胞的胞内结构变化。作者利用该平台进行了细胞生物力学特性测量研究，包括细胞硬度、细胞核内蛋白质位移和弹性形变的测量。实验中从不同的方向对细胞加力，当所施加的力的大小和方向变化时，细胞核内蛋白质的位移与应变是显著不同的。该平台为细胞力学特性的测量提供了同步实时、高分辨率、精确而方便的观测手段，为细胞生物力学实验和定量分析奠定了基础。该平台已经通过了稳定性及可靠性测试，用于细胞生物学研究并且取得了显著的效果，这证明了该平台是一个非常有力的新工具，有望在揭示细胞力学生物学奥秘上发挥更大的作用。

全书共分四章，具体内容简介如下。

第 1 章介绍肿瘤干细胞发展起源。综述了肿瘤干细胞的发现过程以及起源，在起源中描述了诸多肿瘤干细胞的机制，探讨了肿瘤再生细胞与肿瘤抑制因子的发现及其相应的功能。

第 2 章为生物力学对肿瘤再生细胞发生和发展的作用及机制研究。介绍了基本的肿瘤力学微环境，在微环境中力学信号的作用，在力学信号的作用下肿瘤再生细胞的形成以及差异性，结合诱导因子研究，得出结论并应用于临床指导。

第 3 章为基于超分辨可视化力学信号检测与加载模型研究。对基于 3D-MTC 与 STED 纳米显微镜耦合的细胞生物力学研究平台的构建整体过程，包括总体架构、软硬件平台搭建及应用进行了研究。

第 4 章早期肿瘤再生细胞发生和发展的可视化诊治策略研究。介绍了肿瘤再生细胞早期预警的研究现状和方法，并探讨这些技术在肿瘤再生细胞早期诊断和治疗中的应用前景。同时介绍了针对肿瘤再生细胞的特异性治疗策略，以及针对靶向肿瘤再生细胞信号途径的药物等。

　　本书由华东交通大学张跃进教授、南京医科大学附属南京医院（南京市第一医院）贾琼副研究员、武汉理工大学黄薇博士共同撰写，张跃进拟订了本书的大纲和目录。华东交通大学计算与生物力学研究所的研究生钟国庆、张果龙、丁志权、龚钟源、徐诚、曾雨晴、施琪、易可、谌鑫等同学为本书的校对做了大量工作，在此一并表示衷心感谢。同时感谢 Northeastern University 汪宁教授及华中科技大学韦富香副教授给予的大力支持，感谢华东交通大学信息工程学院领导给予的支持和鼓励，感谢华东交通大学教材（著作）出版基金委员会的基金资助。

　　限于作者的知识与水平，书中难免存在疏漏和不妥之处，恳请广大读者批评指正。

张跃进

2023 年 9 月 19 日

目 录

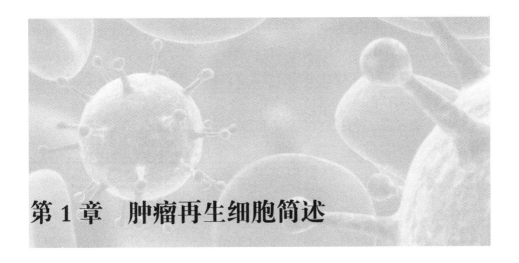

第 1 章　肿瘤再生细胞简述

1.1　肿瘤干细胞

1.1.1　肿瘤干细胞的定义及特点

肿瘤干细胞（Cancer Stem Cells，CSCs）是指肿瘤中具有无限自我更新能力并能产生出异质性肿瘤细胞的一群细胞。这类细胞处于未分化或低分化状态，且上调干性基因，故其很多性质与干细胞类似，因此将其称为肿瘤干细胞。目前，癌症的转移和复发是临床肿瘤治疗中的主要难题，而诸多实验证明，肿瘤干细胞是癌症转移和复发的元凶。

传统肿瘤学理论认为，所有的肿瘤细胞都具有无限增殖的能力。依据这一观点，临床上主要是通过手术放疗和化疗对整个实体肿瘤病灶进行杀伤，但是这种临床治疗方法并不能有效地杀死癌症病灶，特别是对转移病灶治疗，利用手术方法并不能根治癌症，并且有学者认为手术的切除和传统放化疗术后会增加肿瘤的耐药和转移，临床表现为很多患者在结束治疗后会出现肿瘤复发现象，复发后的肿瘤相对于复发前增加了化疗或放疗的耐受性，这使得肿瘤的产生、转移和复发现象在传统肿瘤学基础上无法解释。科学家们认为，

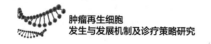
肿瘤学的发展需要更深入地研究，只有找到新的模型，才能更进一步地了解肿瘤的发生。随着研究人员深入展开实体肿瘤研究，科学家们发现肿瘤组织中有部分肿瘤细胞存在和干细胞一样的特性，这类肿瘤细胞即肿瘤干细胞，因此肿瘤干细胞理论随之诞生。

肿瘤干细胞是一种具有自我更新和多向分化能力的癌细胞亚群，被认为是形成和维持肿瘤的主要细胞群体之一。肿瘤干细胞具有以下特点：

1. 高自我更新能力

CSCs 能够通过对自身进行对称或非对称分裂，分裂形成为两个与原细胞相同的干细胞，或分装为一个干细胞和一个向一定程度分化的前体细胞，从而保持其干细胞状态。在对称分裂中，CSCs 将自身分裂成两个完全相同的子细胞，这两个子细胞具有相同的分化潜能和增殖能力。这种分裂方式使得 CSCs 可以快速地扩增数量，从而在肿瘤发展过程中发挥重要作用。而在非对称分裂中，CSCs 将自身分裂成两个不同类型的子细胞。其中一个子细胞保留了原始的干细胞特性，可以继续进行自我更新和增殖，另一个子细胞则分化成其他细胞类型。这种分裂方式使得 CSCs 可以在维持自我更新的同时产生多种不同类型的细胞，从而促进肿瘤的异质性发展。CSCs 的对称和非对称分裂是由一系列调节因子和信号通路控制的。研究这些调节因子和信号通路的机制，对于深入理解肿瘤的发生和发展过程具有重要意义。

2. 多向分化能力

CSCs 可以分化成多种类型的癌细胞，包括具有不同功能和表型的肿瘤细胞和肿瘤支持细胞。这些癌细胞的具体功能和表型因肿瘤类型而异。以下是一些高发肿瘤中，CSCs 类型及其特点。

肺癌干细胞[3]：肺癌干细胞可以分化成各种不同类型的肺癌细胞，包括肺泡细胞癌、鳞状细胞癌和小细胞肺癌等。这些癌细胞具有增殖能力强、侵袭性高和抗药性强的特点。

乳腺癌干细胞[4]：乳腺癌干细胞可以产生肿瘤细胞和间充质细胞，后者在肿瘤形成和进展中发挥重要作用。乳腺癌细胞具有增殖能力强、能够形成乳头状突起和对激素敏感的特点。

大肠癌干细胞[5]：大肠癌干细胞可以产生各种不同类型的大肠癌细胞，包括腺瘤样息肉和浸润性癌等。这些癌细胞具有增殖能力强、侵袭性高和抗药性强的特点。

脑胶质瘤干细胞[6]：脑胶质瘤干细胞可以分化成多种不同类型的脑瘤细胞，包括胶质瘤、脑膜瘤和神经胶质细胞瘤等。这些癌细胞具有增殖能力强、侵袭性高和抗药性强的特点。

值得注意的是，不同的肿瘤干细胞及其分化出的癌细胞之间可能存在交叉现象[7]。也就是说，肿瘤干细胞可以分化成多种类型的癌细胞，而癌细胞也可能源自不同类型的肿瘤干细胞。因此，对于每一种肿瘤干细胞产生的癌细胞类型和特点还需进一步地研究。

3. 治疗抵抗

CSCs 是一种在肿瘤中存在的特殊类型的细胞，具有自我更新和多向分化的能力，类似于正常组织中的干细胞。与普通癌细胞不同，CSCs 被认为在肿瘤的生长、扩散和复发中起着重要作用。它们具有抗化疗、放疗和免疫治疗的能力，使得肿瘤难以被完全消除。

抗化疗能力：CSCs 对化疗药物的抗性往往比普通癌细胞更高。这是因为它们具有较低的代谢活性和较高的 DNA 修复机制，能够更有效地避免化疗药物的损害。此外，它们的生命周期较长，使得化疗药物在杀死其他癌细胞的同时，难以完全消除肿瘤干细胞。这导致在化疗过程中，虽然肿瘤细胞数量减少，但肿瘤的根源并未被根除，容易导致肿瘤复发。

抗放疗能力：CSCs 对放射治疗的抗性也较高。与化疗类似，CSCs 具有较强的 DNA 修复能力，可以抵抗放射线引起的 DNA 损伤。这使得放疗难以完全消除肿瘤干细胞，从而导致放疗后的肿瘤复发风险增加。

免疫治疗能力：CSCs 也可以通过一系列机制逃避免疫系统的攻击。它们可以通过调节免疫检查点分子来抑制 T 细胞的活性，减少免疫细胞的侵袭。此外，它们能够改变自身的表面标记，使得免疫系统难以识别它们为异常细胞。CSCs 还可以产生免疫抑制的细胞因子，影响免疫细胞的功能。

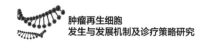

针对肿瘤干细胞的耐药能力，科研人员正在努力开发各种策略来克服这些挑战。

靶向治疗：通过寻找肿瘤干细胞独特的表面标记或信号通路，开发特定的药物来针对它们。这些药物可以在化疗、放疗或免疫治疗的基础上，更精准地杀灭肿瘤干细胞。

联合治疗：结合不同类型的治疗方法，如同时使用化疗、放疗和免疫疗法，以全面地攻击肿瘤干细胞。这可以减少肿瘤干细胞对单一治疗方法的抗性。

免疫疗法增强：通过改善免疫细胞的活性，调节免疫检查点分子以及增强免疫记忆，可以提高免疫治疗对肿瘤干细胞的识别和攻击能力。

总之，肿瘤干细胞的治疗抵抗是肿瘤治疗中的一个重要挑战。但随着科学技术的进步，研究人员正在不断探索新的策略，以更有效地克服这些障碍，从而提高肿瘤治疗的成功率。

4. 长期存在能力

CSCs 是一种在肿瘤中存在的特殊类型的细胞，具有自我更新和多向分化的能力，类似于正常组织中的干细胞。CSCs 在肿瘤的生长、扩散和复发过程中扮演着重要角色，其长期存在能力使得肿瘤难以完全根除。下面详细介绍肿瘤干细胞的长期存在能力。

自我更新：CSCs 可以分裂生成一个与自身相似的干细胞和一个不同程度分化的后代细胞。这种特性使得肿瘤干细胞能够持续存在，并维持其在肿瘤中的数量。

多向分化：CSCs 可以分化成多种不同类型的癌细胞。这使得它们能够为肿瘤提供不同类型的细胞，有助于肿瘤的异质性和适应性，从而使得肿瘤在不同环境和治疗条件下都能够存活和生长。

抵抗应激和治疗：CSCs 对外界应激和治疗的抵抗性较强。由于其较低的代谢活性和强大的 DNA 修复能力，它们能够更好地适应肿瘤内的压力和变化。这使得肿瘤干细胞能够在化疗、放疗等治疗中幸存下来，从而在治疗结束后重新开始分裂和增殖。

免疫逃逸能力：CSCs 具有逃避免疫系统攻击的能力。它们可以通过改变自身的表面标记和分泌抑制性因子来减少免疫细胞的识别和攻击。这使得免疫系统难以完全清除肿瘤干细胞，从而使其长期存在。

微环境相互作用：CSCs 与周围的肿瘤微环境密切相互作用。这些微环境因素包括细胞外基质、血管、免疫细胞等。肿瘤干细胞可以通过相互作用来获取所需的信号和养分，从而维持其生存和增殖。

综上所述，肿瘤干细胞的长期存在能力主要归因于其自我更新、多向分化、治疗抵抗、免疫逃逸以及与肿瘤微环境的相互作用等特性。这些特性使得肿瘤干细胞能够在不利的条件下存活下来，并在适当的机会下重新启动肿瘤生长和复发，从而使肿瘤难以被完全根除。针对肿瘤干细胞的研究和治疗策略旨在克服这些挑战，以提高肿瘤治疗的效果。

随着对肿瘤研究的不断深入，越来越多的研究结果表明，肿瘤组织内具有转移能力的细胞可能只是很少数具有干细胞特性的肿瘤细胞或前体细胞。作为肿瘤生物学研究中最具吸引力的理论之一，肿瘤干细胞或肿瘤起始细胞（Tumor-Initiating Cells，TICs）概念的提出为应对肿瘤耐药性和肿瘤转移复发困境提供了一个新的视角。

1.1.2 肿瘤干细胞理论的起源

肿瘤干细胞是指在肿瘤中拥有高自我更新能力，并且可以产生异质性肿瘤细胞的肿瘤细胞亚群，这类细胞的很多特性都与干细胞类似。早在 19 世纪，就有学者提出一种假说，认为肿瘤干细胞起源于正常组织的干细胞。随着近年来干细胞生物学研究的跨越式发展，肿瘤干细胞的理论研究也有了很大的进步。科学家们通过实验，找到了越来越多的直接证据证实了肿瘤干细胞理论的正确性。20 世纪 50 年代，Hewitt 等在肿瘤细胞自体 / 异体移植试验时观察到，将白血病小鼠肿瘤细胞移植到同种小鼠体内后，只有 0.1% ~ 1% 的细胞形成克隆集落。研究者根据这个现象提出两种不同的假设：第一种假设认为这是源于肿瘤细胞的同质性，但刚好进入细胞分化周期则是个小概率随机事件，这即为肿瘤的随机化理论；另一种假设认为肿瘤具有功能异质性，只有有限的肿瘤细胞具有成瘤能力，这种类型的肿瘤细胞再生肿瘤则是高频事件。

目前，人们对肿瘤干细胞的起源还没有明确的定论，主要有两种假说：一是从正常的成体干细胞转化而来，来源于组织正常干细胞的突变；二是定向祖细胞及分化细胞转化，即一些已经分化的原始细胞或分化细胞重新获得自我更新的能力，脱分化转变为肿瘤干细胞[35][11]。还有一些研究认为肿瘤干细胞可能是干细胞同其他突变细胞融合后获得了自我更新的能力，从而累积更多的突变进而发生癌变。细胞融合因子 CD44 作为乳腺癌肿瘤干细胞的阳性标记物，也揭示了这种可能性。目前更广为认可的观点是第一种，因为已鉴定的肿瘤干细胞标记分子的表型和其所在组织的正常干细胞是一致的。另一个证据是，研究人员在乳腺癌及肺癌小鼠模型内发现干细胞在癌症进一步发展前出现扩增现象，暗示了肿瘤干细胞和干细胞的密切关联。

通过对这些分离出来的肿瘤干细胞进行研究，人们也确实发现很多肿瘤干细胞与正常干细胞的相似之处：细胞数目极少，通常处于静止状态，具有异质性及自我更新能力，并且发现肿瘤干细胞在肿瘤的发生、发展、转移、复发中都起着重要作用。这些特征让很多科学家更加支持肿瘤干细胞来源于正常干细胞的假说。

1. 肿瘤干细胞起源于干细胞

这个学说的提出，也获得了学术界的普遍接受，而此理论可行性高的原因在于干细胞和肿瘤干细胞有许多共同的特性，比如都处于未分化状态，有很高的分化能力，有共同的表面标记物，并且细胞有相对无限的增殖分裂的潜能和自我更新能力；除此之外，两者都具有转移的能力，等等。这些共性为这个学说提供了充分的理论依据。干细胞能够根据其生长特性分为干细胞、短期增生细胞和分化细胞，这些特性在肿瘤干细胞中也适用。因此，两种细胞在表型和功能上的相似性提示肿瘤干细胞可能是由正常干细胞转化而来，这很容易勾勒出一幅肿瘤发生的流程图：正常成体干细胞→异常的成体干细胞→肿瘤干细胞→肿瘤细胞，对此，科学家也对此提出了很多实验依据。

根据上述分析，干细胞向肿瘤干细胞的转化过程很可能是由于内源性或外源性的刺激，导致基因发生突变，细胞周期缩短，恶变为肿瘤干细胞。而肿瘤干细胞由于处于未分化状态，自我更新能力强，不断增殖分化，形成肿瘤细胞，并蔓延至机体内其他部位。这种常见的内源性或外源性的刺激可以分为：基因突变及突变积累、非整倍体扩增、不对称分裂、端粒酶作用、信号传导途径和微环境。下面我们一一探讨。

（1）基因突变及突变积累。

已有大量的研究发现基因突变可以导致肿瘤的发生，这种突变包括癌基因的激活和抑癌基因的失活。Bmi-1 基因是一种自我更新基因，它参与正常造血过程，其功能障碍会引起急性髓性白血病。实验证明，Bmi-1 基因失活的小鼠，可以产生白血病细胞[12]。但是基因突变并不是产生肿瘤干细胞的唯一要素。肿瘤生成是一个长期的过程，而成熟的细胞寿命很短，很少分裂更新，一个正常细胞转变为转化细胞至少要发生 4 ~ 7 次突变，这需要几年甚至几十年的时间。机体已分化的成体细胞由于自我更新能力差，通常经历一定次数的分裂，就会凋亡，寿命有限。但是基因突变的过程是漫长而复杂的，体内只有具有自我更新能力的干细胞才具有足够长的"寿命"来积累多次突变。正常干细胞在复制时，能够将变异的基因遗传给子代，造成子代干细胞或其前体细胞中积累变异基因，当变异基因达到细胞恶性转化所需的基因变异数量时，即形成肿瘤干细胞，引发肿瘤。尽管并没有充足的证据表明所有的肿瘤干细胞都是来源于特定的成体干细胞，但已有证据表明，多次变异积累的干细胞是某些结肠癌和白血病产生的原因[13]。

（2）非整倍体扩增。

干细胞复制形成的两个子代细胞，其中一个子细胞的染色体含有永生化链，因此可以不断复制，而另一个子细胞只能重新建立。这种不均一的半不保留复制导致端粒酶活性的不断降低，使新合成链的染色体端粒耗尽，最终导致有丝分裂时染色体异常断裂，出现非整倍体核型[14]。非整倍体的自我更新会引起细胞内永生化 DNA 链不断扩增和重建，这个过程可能产生肿瘤干细胞。Cairns 等[15]通过实验推测干细胞的死亡频率与癌变的发生概率正相关，这也为这一理论提供了依据。

在这个结果下，几乎所有的肿瘤干细胞都是非整倍体，而非整倍体核型在分裂过程中极易发生错误，使得分配自我更新因子及分化因子时出现紊乱，最终可能导致细胞扩增，形成肿瘤。但是这个说法并不绝对，也存在一些永

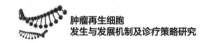

生化细胞系就是非整倍体核型，但并不是肿瘤细胞。

（3）不对称分裂。

干细胞和肿瘤干细胞在分裂过程中都有两种不同的方式：一种是对称分裂，即形成两个相同的细胞；另一种是不对称分裂，即由于在分裂过程中，细胞质中调节分化蛋白分配不均匀，使得一个子细胞分化成为功能专一的分化细胞，而另一个细胞仍作为干细胞保留下来。

在不对称的有丝分裂过程中，细胞中的一些细胞器以及 mRNA 和部分重要蛋白被不均匀地分配给两个子代细胞，从而使两个子代细胞拥有不同的分化潜能。一个子细胞由于分配时继承了母代的干性基因，将保持干细胞的特性；而另一个细胞由于缺少干性基因，不能完全地自我更新，继而形成具有某种定向分化能力的祖细胞，继续增殖分化，最终成为具有特定功能的成体细胞。为保持干细胞总量的相对恒定，细胞精确调控不对称分裂频率，这个过程也调控了多种基因的表达。细胞不对称分裂后，这些基因只在一个子代细胞中表达，而在另一个细胞中缺失，这个结果导致两个子代细胞具有不同的功能。成熟细胞如果想重新获得自我更新的能力，可以通过不对称核出芽分裂方式使细胞逃避衰老和凋亡。但是在不对称分裂过程中，如果这些基因异常表达，会引起干细胞内部极性变化，引起子代细胞性状异常，最终形成肿瘤干细胞[16]。

（4）端粒酶作用。

端粒酶是含有一段 RNA 模板的反转录酶，它含有引物特异识别位点，以自身 RNA 为模板，合成端粒 DNA 并整合到染色体末端，使端粒延长，从而延长细胞的寿命甚至使细胞永生化。

但是，并不是所有细胞都具有端粒酶活性，比如人类终末分化的体细胞中不具有端粒酶活性，因此无法自我更新，寿命很短。但是绝大多数肿瘤细胞却拥有端粒酶活性，使端粒不断延长，可以自我更新，达到"永生"。在人类正常干细胞恶性转化实验中发现，端粒酶活性和附加基因的突变是正常干细胞转变成肿瘤细胞的两个必要条件。

因此科学家将重点放在端粒酶上，发现端粒酶是与肿瘤干细胞起源有关的又一重要因素。端粒缩短诱发染色体不稳定，使肿瘤发生大大增加。研究人员在端粒酶缺失的 mTERC-/- 鼠中做研究，发现肿瘤的发生和端粒酶的功能异常引起的染色体不稳定息息相关 [17]。端粒缩短是正常细胞染色体不稳定和恶性转化的高危因素，也是肿瘤干细胞起始的原因之一。

（5）内在调控机制 —— 信号传导途径。

许多研究发现，自我调节更新的信号传导途径在正常干细胞和肿瘤干细胞中十分重要。例如 Wnt 通路、Notch 通路、SHH 通路、CDC2 通路、*Bmi*-1 通路、EGFR 通路和 PTEN 通路等。大量实验成果证明，干细胞过度增殖与这些相似的控制生长调控机制的信号传导途径异常息息相关。Wnt 通路是细胞内信号传导的通路，可以调节多种器官发育，可以调节正常干细胞和肿瘤干细胞的自我更新与分裂增殖。对肝细胞癌和乳腺癌等肿瘤组织的研究表明，激活 Wnt 通路，失活抑癌基因，激活癌基因，能促进细胞异常增生和恶性转化 [18]。*Bmi*-1 通路属于转录调节家族，并能参与正常的造血发育，其基因功能异常会引起人急性髓细胞性白血病（AML）[19]。此外 Notch 通路 [20]、CDC2 通路 [21, 22]、EGFR 通路 [22]、SHH 通路 [23] 等信号传导通路发生异常时，也会引起正常细胞过度增殖并形成肿瘤。对信号传导通路展开研究，为找到肿瘤干细胞癌变靶标提供了实验证据。

（6）外在调控机制 —— 微环境。

干细胞微环境（niche）是由干细胞、基质细胞、血管内皮细胞、周细胞、细胞外基质及其降解酶、多种生长因子、炎症因子以及特殊的理化性质（如低氧、低 pH）构成的微小生态系统。微环境可以支持干细胞生长、维持干细胞未分化状态并保护干细胞免受损害，是干细胞赖以生存的环境。微环境具有非常保守的调控机制，它可以抑制细胞增殖和生长的信号，从而维持干细胞处于静止状态。在微环境中，处于静止状态的干细胞都是和 niche 接触的细胞，没接触的细胞会进入分化，最终离开 niche 成为终末分化细胞。微环境会分泌不同的通路分子从而发挥不同的作用，如 BMP 信号通路抑制干细胞分化，而 Jak-Stat 信号通路促进干细胞增生，微环境分泌这些通路的抑制因子和激活因子，协调干细胞的增生和分化 [24-28]。当干细胞 niche 功能异常时，干细胞功能就会发生异常，数量开始增加，现已在异常的 niche 中鉴定到了肿瘤干细胞。

肿瘤血管、间充质细胞及细胞外基质等多种细胞及组织结构构成了肿瘤干细胞的微环境。正常干细胞的微环境与肿瘤干细胞的微环境在支持细胞的表型和功能方面有所不同。例如，肿瘤间质中的肌纤维细胞、脂肪细胞均具促进肿瘤生长的作用，CXCLl2 细胞因子由成纤维细胞分泌，能够募集其受体分子 CXCR4 阳性的骨髓干细胞，参与肿瘤微环境的形成[29, 30]，这一发现证明微环境在肿瘤发生和发展中发挥着重要的作用。近年来通过肿瘤组织的结构分析，发现肿瘤干细胞的微环境与正常干细胞微环境相似，干细胞微环境的失调也影响着肿瘤细胞的生长速度。

2. 肿瘤干细胞与融合细胞学说

融合细胞学说认为肿瘤的发生是由某两种细胞融合产生，可能是一个成体干细胞与一个突变体细胞融合。融合后，融合细胞染色体数目随之发生改变。如果细胞融合在病理因素下发生，则融合细胞可能具有干细胞自我更新特性，同时又表现出大量的染色体紊乱和非整倍体，因此在增殖过程中出现突变和错误，最后形成肿瘤。这种理论认为肿瘤的发生是突然变化的过程，而不是一种逐渐变化的过程。

在此学说下，研究人员猜测肿瘤干细胞就可能源于突变的分化细胞与正常干细胞的融合。两种细胞发生融合之后，一方的细胞因子会影响另一方的基因表达，在这些影响下，可能会导致杂交的细胞被转化而变成肿瘤干细胞。

目前也有一些探索实验证明细胞融合可能与肿瘤发生有密切关系，这些实验诱导细胞融合产生杂交细胞，而后者都表现出肿瘤细胞的某些特点，例如增殖能力强、转移侵袭能力高。在病理条件下，Bjerkvig 等[32] 观察到，肿瘤细胞能够和干细胞发生融合而成为肿瘤起始细胞。细胞融合可以改变转录因子，从而引起基因表达甚至细胞表型的变化，正如 Aractingi 等[33] 实验发现来源于移植肾的干细胞可以和皮肤细胞融合获得角化细胞表型。尽管在实验中已经证实细胞融合在肿瘤发展中所起的作用，但是"干细胞融合理论"在肿瘤发生发展中起多大作用，尚需进一步深入研究。

3. 肿瘤干细胞与病毒侵染

很多人认为病毒也会引起细胞癌变。病毒通过整合到宿主细胞的基因组中，激活某些癌基因及抑制某些抑癌基因，使正常细胞变成肿瘤细胞。同时，癌基因及抑癌基因的表达也可能受到病毒基因的调控，从而导致细胞异常，最终形成肿瘤。例如，人们在研究肝癌发生的过程中发现 HBVX 蛋白与肿瘤有一定关系，但没有在肝癌中找到 HBV 特定基因整合位点。另一种学说认为，肿瘤的发生是由病毒引发慢性炎症而引起的,这种观点与细胞融合的观点相似，即病理条件下，病毒感染细胞能够和干细胞发生融合而成为肿瘤干细胞[11]。

病毒致癌的观点虽然已被广泛接受，但病毒如何引发肿瘤仍存在争议。

肿瘤干细胞来源于哪一类细胞，目前还是肿瘤干细胞学说亟待解决的问题。探索肿瘤干细胞起源的各种学说一直受到各方面不同观点的质疑与挑战，但随着大量的临床及实验室研究的验证，肿瘤干细胞学说不断地更新和完善，也日益成熟起来。研究肿瘤干细胞的起源将有助于揭示肿瘤形成的分子机制，为根治恶性肿瘤提供新的治疗思路，在医学界产生深远的影响。

1.1.3　肿瘤干细胞耐药性与免疫逃逸

很多研究表明肿瘤干细胞的存在是造成化疗失败的最重要原因，肿瘤干细胞对化学药物的耐受性是肿瘤治疗的主要障碍，这表现在肿瘤干细胞对化疗药物的排斥。首先，传统治疗的对象是肿瘤的整体。通过手术切除瘤体，药物杀灭肿瘤或抑制肿瘤生长，均是这一理念的体现。但大多数肿瘤细胞并无致瘤性，肿瘤的发生、发展、转移、复发主要依赖于少量具有类干细胞性质的肿瘤细胞。而目前的治疗并不能有效地针对这些细胞。

其次，许多化疗药物靶向是正在分裂的细胞。但肿瘤干细胞大多处于休眠状态，即处于有丝分裂的静止期，偶尔进行分裂。这使得肿瘤干细胞对药物的敏感性远低于其他肿瘤细胞。Costello 等证实，CD34+CD38- 白血病细胞对柔红霉素的敏感性明显低于 CD34-CD38+ 肿瘤细胞。Guzman 等[35]研究表明，人白血病干细胞对阿糖胞苷的抵抗力强于其他白血病细胞。这些现象可能与肿瘤干细胞能够表达特异的 ATP 结合盒（AT-bindingcassette，ABC），如 ABCB1、ABCG2 等介导的膜泵耐药分子，使其对化疗耐药有关。如果肿瘤干细胞高表达这类分子，可以将化疗药物泵出细胞，降低细胞内的

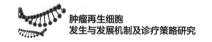
药物浓度，导致肿瘤化疗后少数肿瘤干细胞仍然存活，这可能是肿瘤耐药、复发转移的重要原因。

此外，肿瘤干细胞学说认为 CSCs 是形成不同分化程度肿瘤细胞和肿瘤增长、复发以及转移的根源。CSCs 的自我更新和增殖能力不受微环境的抑制作用影响，这表现在 CSCs 可以改变肿瘤微环境，释放特殊的细胞因子，使其周围具有攻击性的免疫细胞降低，或使免疫细胞向促进肿瘤生长的细胞特性转化。CSCs 作为肿瘤发生、发展的根源，其主要特征是可以通过多种机制有效地逃逸免疫系统的监视。这些机制不仅涉及肿瘤干细胞本身，如表面抗原表达的改变、免疫逃逸相关基因及逃逸相关的表面标志物的表达，或诱导具有免疫抑制能力的细胞或细胞因子的分泌来逃逸免疫系统的识别与攻击。此外，CSCs 局部微环境中的多种间质细胞以及细胞外因子也为 CSCs 的存活及侵袭提供了有利因素，使免疫系统处于对 CSCs 的免疫耐受状态。

对付这类干细胞，需要在传统的治疗策略之外再寻找更具针对性的方法。而如何从肿瘤中识别并分离出肿瘤干细胞将是我们要面临的第一个挑战。

1.1.4 肿瘤干细胞的筛选

目前主要有四种方法来识别和筛选肿瘤干细胞。通过这些方法富集到肿瘤干细胞后，再进一步进行干细胞活性检测以及细胞移植、克隆形成、细胞增殖以及细胞分化等，检验所筛选出的细胞是否具有肿瘤干细胞的潜能。

1. 基于 CSCs 特异性表面抗原，结合流式细胞仪的方法

利用干细胞表面的一些膜蛋白，主要是一些 CD 抗原，如 CD133、CD34、CD44 等上调或下调的特点，用带荧光色素的单克隆抗体标记单细胞悬液后，用 FACS 分选干细胞，如 AML 干细胞、脑瘤 [7]、乳腺癌 [4] 等均是采取这种方法来筛选的。

2. 根据侧群细胞（SidepoPulation，SP）对 Hoechst33342 的外排作用

SP 是一类具有干细胞特性，能够排出细胞活性染料 Hoechst33342 而具

有弱荧光染色特性的细胞[70, 71]。利用这一特性，SP 细胞可以通过免疫荧光激活细胞法结合流式细胞仪被分选，目前在人、鼠多种卵巢癌细胞株及患者腹水中成功分选、鉴定、培养，证实了 SP 细胞的存在，并证实其与肿瘤干细胞之间存在相似性。Goodell 等在研究中发现，SP 细胞通过 ATP 结合盒式蛋白（ABC）转运家族中的多药耐药蛋白 ABCG2 泵出 Hoechst33342。在加入 ABCG2 的抑制剂维拉帕米后，SP 细胞数量明显下降。

3. 细胞在无血清培养基中形成悬浮细胞球的能力

早在 1992 年，Reynolds 就发现成年哺乳动物的大脑中有一部分细胞可以形成三维神经球。随后这种方法被用来分离和鉴定成年干细胞，并进一步应用到肿瘤干细胞的分离中。越来越多的证据也证明，通过这种无血清悬浮培养，确实可以富集到肿瘤干细胞[9, 72, 73]。

4. 乙醛脱氢酶的活性

除了细胞表面抗原标记，研究人员还发现一些其他的与肿瘤干细胞相关的特定标记，如乙醛脱氢酶（ALDH）的表达与乳腺癌肿瘤干细胞关系密切，用 ALDEFLUOR 试剂检测乳腺癌细胞系的 ALDH 活性后发现，大多数阳性细胞具有肿瘤干细胞活性[74, 75]。

5. 化疗药物 / 放疗刺激

传统化疗药物主要针对处于增殖期的肿瘤细胞有杀伤作用，肿瘤干细胞大都处于 G_0 期，呈相对静止状态，从而逃避了化疗药物的作用。利用肿瘤干细胞的这一特性可以富集肿瘤干细胞，化疗药物或放疗作用后，大部分普通肿瘤细胞死亡，而存活下来的则是处于静止期的肿瘤干细胞，这部分细胞逃避放化疗的作用而存在于肿瘤组织内，一旦放疗或化疗停止，其又能复发和转移[76, 77]。Hu 等[78] 发现，小剂量卡铂作用于肝癌细胞株，肿瘤干细胞数量明显增加。研究人员发现分割剂量射线照射，可在体外富集宫颈癌肿瘤干细胞。

6. 低氧培养

许多研究表明，低氧能增强耐药基因的表达、抗凋亡、增强转移和侵袭的能力、下调 DNA 修复基因表达等，此外，射线导致的 DNA 损伤需要氧气，低氧能很大程度地降低放疗对肿瘤细胞的杀伤作用。低氧诱导因子（HIF）是低氧诱导信号通路中重要的调控因子，参与调节细胞生长、分化、迁移、血管生成等。Bhaskara 等[79]通过间断低氧诱导神经细胞瘤 NB1691 细胞系，发现 HIF-1a 和 HIF-2a 蛋白表达上调，同时表现出肿瘤干细胞的特性。

7. 诱导上皮间质转化（EMT）过程

EMT 是上皮细胞来源的恶性肿瘤细胞转化为间质细胞，并获得迁移和侵袭能力的过程。肿瘤干细胞发生上皮间质转化，形成转移肿瘤干细胞，E- 钙黏蛋白表达下调是发生 EMT 的重要标志[80]。Santisteban 等[81]用 CD8+T 细胞导致乳腺癌细胞发生 EMT，获得 CD24−/lowCD44+ 乳腺癌干细胞，该细胞具有较高的致瘤性、抗药性和抗辐射性。Ye 等[82]发现，在结肠癌细胞株 SW480-shE 敲除 CDH1 基因后，CD24+CD44+ 细胞表现出间充质细胞的特性，E- 钙黏蛋白表达下调，获得肿瘤干细胞。Li 等[83]通过 Twist 诱导 Hela 细胞发生上皮间质转化，细胞表达 ALDH1、CD44 上调，并能球形增殖。

但是现有的这些方法还是不能有效、精准地从肿瘤细胞中分离出肿瘤干细胞。现在使用最为广泛的利用细胞表面的 CD 抗原分离策略看似简便有效，但是由于细胞表达的表面分子众多、种类不同而各有特点，要明确哪几种表面分子可用于特定肿瘤干细胞的筛选，存在相当难度[84]。Dick 教授用 CD133 表面标记筛选出白血病干细胞后，很多研究人员希望将这种方法应用到实体瘤中筛选肿瘤干细胞，可是研究表明，通过表面标记筛选实体瘤（比如黑色素瘤）的肿瘤干细胞并不奏效[85-87]。而在实体瘤又多了一个障碍：肿瘤组织制成单细胞悬液的过程中，蛋白水解酶对细胞表面抗原的破坏，会影响干细胞的鉴别。而并非所有的侧群细胞都具有干细胞特性[88]，例如人和小鼠的表皮中分离的侧群细胞就是一群已分化的细胞，几乎不表达干细胞特性的表面抗原。而且 SP 细胞分选过程中所使用的荧光染料 Hoechst33342 对很多细胞都是有毒性的，所以分选出来的 SP 细胞和 non-SP 细胞难以比较各自的生物学特性。无血清悬浮培养法和利用 ALDH 活性分选出的细胞也不是都具有干细胞特性。

这就意味着在治疗中，不可能准确而彻底地清除掉肿瘤干细胞。因此，肿瘤干细胞研究的前沿还是应该在于如何分离出肿瘤干细胞，然后对分离出的肿瘤干细胞做基因表达谱之类的研究，确定该种细胞的特定标记（如果存在特定标记的话），并进一步了解调控肿瘤干细胞致瘤性的分子机制和信号通路。

1.2　肿瘤再生细胞

肿瘤再生细胞（Tumor-Repopulating Cells，TRCs）是一类具有高自我更新能力、高致瘤性的癌细胞亚型。很多报道已经证实，肿瘤起始细胞或者肿瘤再生细胞类似的细胞在一些癌症中的存在。这些高致瘤的细胞对传统的化疗和放疗具有很高的耐受性，不易被杀死，进而成为导致肿瘤复发的关键因素。目前，肿瘤再生细胞高致瘤的机理还有待完善，深入理解肿瘤再生细胞形成的分子机理对于消除肿瘤或者治疗癌症极为重要。

1.2.1　肿瘤再生细胞的发现

肿瘤的力学微环境不仅影响肿瘤的生长与转移，还能影响肿瘤细胞干性基因的表达。2012 年，汪宁教授与黄波教授团队共同发现，改变肿瘤细胞力学微环境，能在体外高效获得具有高致瘤能力、高自我更新能力的肿瘤细胞。这种具有高致瘤性、高自我更新能力的肿瘤细胞被称为肿瘤再生细胞（TRCs）。这种新方法给我们提供了在体外研究肿瘤再生细胞的条件。随后 Tan Y 等将 B16-F1 细胞培养在不同刚度的三维纤维胶中，发现 TRCs 更倾向于生长在软的基质中，软基质中的 TRCs 在基质分解或重构时具有侵袭性或自我更新能力，而在硬基质中 TRCs 增殖受限处于休眠状态[88]。Chen J 等通过斑马鱼模型研究 B16-F1 细胞的体内转移，发现 TRCs 相较于普通塑料培养皿培养的肿瘤细胞具有更高的转移能力，并且能形成远端转移灶[89]。而临床上肿瘤的转移多发生在柔软的组织或器官，如最软的骨髓（杨氏模量约 100 Pa）、脑部（200 ~ 1000 Pa）、

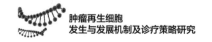
肝脏（约 400 Pa）、肺（100 ~ 1000 Pa）[90, 91]。在软基质中培养的肿瘤再生细胞可以作为研究肿瘤转移的模型，帮助研究人员寻找抑制肿瘤转移的药物靶点。

1.2.2　肿瘤再生细胞具有耐药性及应用

肿瘤再生细胞对化疗药物如顺铂具有耐药性，用不同浓度的顺铂处理细胞，相对于普通肿瘤细胞，TRCs 的凋亡率显著下降。这提示我们肿瘤再生细胞可以作为抗癌药物研究的细胞模型，用于体外检测抗癌药物的疗效。Ma J 和 Ran L 等发现，通过肿瘤来源的微颗粒包裹抗癌药物或溶瘤病毒可以有效杀死 TRCs，由于 TRCs 比分化的肿瘤细胞具有更强的变形性，更容易吞噬肿瘤来源的柔软的微颗粒并在细胞内释放抗癌药物导致 TRCs 死亡[92]，这表明靶向肿瘤细胞的力学特征可以作为肿瘤治疗克服耐药性的靶点。2019 年，杨祥良教授、甘璐教授团队与黄波教授合作，进一步发现软的 TRCs 产生的微颗粒 3D-MPs 由于更软，载化疗药物后的 3D-MPs 更容易穿透肿瘤深部被肿瘤干细胞摄取，从而产生更显著的抗癌效果[93]。

开发逆转肿瘤再生细胞或类干细胞癌细胞的药物耐药性的新方法，是改善癌症患者预后的迫切临床需求。Jing W 等人展示了一种创新方法，使用含有抗肿瘤药物的肿瘤细胞源微粒（T-MPs）来逆转 TRCs 的药物耐药性。

TRCs 相对于分化的癌细胞更具可变形性，因此更倾向于摄取释放抗肿瘤药物的 T-MPs，这些微粒在进入细胞后释放抗肿瘤药物，从而导致 TRCs 的死亡。底层机制包括干扰药物外流并促进药物核内进入。研究结果证明了肿瘤细胞柔软性在 T-MPs 摄取中的重要性，以及这种新方法在逆转 TRCs 药物耐药性方面的有效性，具有有希望的临床应用。

化疗药物封装的 T-MPs 针对恶性胸腔积液癌症患者中的肿瘤再生细胞，并在体外逆转了 TRCs 的药物耐药性。作为对刺激的反应，细胞可能释放直径为 100 ~ 1000 ns 的膜囊泡[18]。这些被称为微粒子（MPs）的膜囊泡可以被正常细胞或癌细胞摄取[19, 20]。T-MPs 是一种天然具有的自然药物传递系统，可以有效杀灭肿瘤细胞而不产生不良副作用[21]。微粒介导的药物传递系统可能具有逆转肿瘤细胞的药物耐药性的能力，包括通常在多轮化疗后出现的顺铂耐药性。越来越多的证据表明，在上皮间质转变（EMT）后，上皮肿瘤细胞获得了类干细胞的特征[22]。使用常规化疗药物治疗会诱导 TRC 耐药性，但药物封装的微粒可能会逆转恶性胸腔积液癌症患者中 TRC 的药物耐药性。

　　药物封装的微粒对 TRCs 的高效摄取归因于它们的柔软性和可变形性。药物耐药性可能由药物摄取减少、药物外流增加、药物失活 / 解毒以及凋亡途径失调引起[3, 24, 25]。为了阐明微粒如何逆转 TRC 的药物耐药性，Ma J 等人研究了肿瘤细胞对微粒的摄取。令人惊讶的是，当 PKH26 标记的微粒与 H22 TRCs 或母细胞接触时，约 40% 的 H22 TRCs 与约 22% 的对照细胞被发现摄取了微粒。类似的异常摄取 T-MPs 的能力也在 Lewis、MCF-7 或 A54. TRCs 中发现。细胞皮层的可变形性可能是影响微粒摄取的重要参数，最近的研究表明干细胞比其分化对应物更具可变形性[26]。在各种底物硬度上，MCF-7 和 A549 TRCs 也比它们的分化对应物要柔软得多。分化的肿瘤细胞接受 blebbistatin 一种特异性非肌肉肌球蛋白 II 收缩抑制剂处理后，可以增加细胞的柔软性。Jasplakinolide 是一种大环肽，通过诱导肌动蛋白聚合物化来降低细胞的柔软性[27]。当使用 Jasplakinolide 处理 TRCs 以增加其硬度时，观察到微粒的摄取减少。此外，微粒似乎以完整的形式进入肿瘤细胞的细胞质。综合表明 TRCs 能够高效地摄取膜包裹的药物封装微粒，因为它们相对较高的可变形性、细胞柔软度与微粒柔软度的高比例有助于微粒的吞噬[28]。

　　尽管药物封装微粒在 TRCs 细胞质中保持了一段时间的完整性，但最终它们在细胞内破裂并释放出封装的药物。为了追踪进入细胞的微粒子膜的去向，通过它们的追踪器分析了各种细胞器。在共聚焦显微镜下，微粒子膜与溶酶体之间有高水平的共定位。

　　此外，当使用封装 DOX、PKH67 标记的微粒子来处理 TRCs 时，红色的 DOX 出现在细胞核中，并与细胞质中的微粒子膜共定位。另一方面，发现抑制溶酶体酶不影响药物封装微粒诱导的 TRCs 凋亡。综合这些结果表明，溶酶体在微粒子的摄取中起着重要作用，这可能涉及药物进入细胞核的过程。进入细胞核是靶向 DNA 化疗药物的关键步骤。在临床上，耐药的肿瘤细胞可以有效地阻止药物进入细胞质，更不用说进入细胞核了。

　　肿瘤再生细胞在肿瘤免疫治疗的研究领域也有重要的应用。Sun Y 等利用载顺铂的微颗粒与低剂量的放射疗法结合，通过干扰肿瘤再生细胞来重组肿瘤相关巨噬细胞（从促癌 M2 型到抑癌 M1 型），从而影响肿瘤免疫微环境继而干预肿瘤治疗[94]。Liu Y 等发现肿瘤再生细胞调节 CD8+T 细胞的 PD-1 表达，TRCs 通过分泌犬尿氨酸刺激 T 细胞激活 AhR 调控 PD-1 的表达，在小鼠黑色素瘤模型中阻断该通路可提高过继性 T 细胞治疗的效果[95]。从原发肿瘤的肿瘤细胞释放的微颗粒（T-MPs）在肿瘤转移过程中起着关键作用。Zhang H 等研究发现，进入循环系统的 T-MPs 能够进入肺实质，并被肺实质中的巨噬细胞摄取诱导其产生趋化因子 CCL2，CCL2 通过招募 CD11b+Ly6Chigh 的炎症单核细胞到肺中并刺激其成为 F4/80+CD11b+Ly6C-的巨噬细胞，产生 IL-6 并且触发纤维蛋白沉积，这些改变了肺实质微环境中的免疫环境、化学环境、力学环境，为肿瘤转移提供了温床，使肿瘤再生细胞更容易形成肺转移。

而肿瘤细胞与免疫环境的相互作用所导致的肿瘤细胞休眠，也是肿瘤逃逸针对快速增殖细胞的化疗、肿瘤复发和转移的原因。干扰素（inteferons，IFNs）作为肿瘤免疫治疗家族的重要一员，已在临床中有大量研究。对分化的肿瘤细胞使用 II 型干扰素 IFN-γ 会导致细胞凋亡，而对于肿瘤再生细胞 IFN-γ 会诱导其进入休眠状态。Liu Y 等发现结合吲哚胺 2,3-双加氧酶 1（indolamine2,3-dioxygenase1，IDO1）抑制剂，阻塞 IDO1/AhR 代谢通路协同 IFN-γ 可以使休眠的 TRCs 进入凋亡，增强体内及体外的抗癌作用[96]。Jia Q 等发现，低水平的 Sox2 也能激活 IDO1/AhR 通路，使肿瘤再生细胞进入休眠[97]。而细胞力学环境的改变也能导致肿瘤再生细胞休眠状态的变化[96]，LiuY 等研究发现当肿瘤再生细胞处于硬的纤维胶中会趋于休眠，力学信号使胞质内的 Cdc42 转入核内并促进甲基转移酶 Tet2 的转录，激活细胞周期抑制基因 p21 和 p27 诱导休眠[98]。对肿瘤再生细胞休眠机制的干扰也能够作为抗癌药物研发的切入点。

1.2.3 肿瘤微环境

在肿瘤微环境中，力学微环境占据了重要的位置。肿瘤生长与发展的过程中，肿瘤的力学微环境随之改变并对肿瘤的生长与发展产生影响。当肿瘤无限增殖时，由于生长空间受限，肿瘤组织挤压周围组织产生应力、发生间质高压、基质刚度增大，整个肿瘤力学环境发生的改变也影响肿瘤其他微环境同时作用于肿瘤细胞。

肿瘤微环境中的力学因素包括基质硬度、形貌、压应力、切应力及机械拉力，这些力学因素能够影响肿瘤细胞的生物学行为[40]。例如可以通过软的纤维蛋白胶筛选出高转移能力的小鼠黑色素瘤细胞[33]，而在乳腺癌的肿瘤力学微环境中高硬度促进乳腺上皮恶性表型增加[41]。细胞的生物力学特性的变化在肿瘤细胞的转移、肿瘤干细胞分化等起到了很重要的作用。有研究表明，肿瘤的力学环境变化，可用于癌症的早期检测及作为潜在的标志物用来测试抗癌药物的疗效[42]。此外，肿瘤细胞的生物力学特性也可以用于研究高转移性肿瘤细胞、低转移性肿瘤细胞、正常组织细胞的区分和鉴定。例如在乳腺癌细胞中，高恶性程度的 MCF-7 细胞比没有恶性的 MCF-10A 细胞软 1.4 ~ 1.8倍[43]。研究肿瘤细胞的生物力学特征、了解肿瘤力学微环境，可以帮助研究者更好地了解肿瘤转移的机制，可以为癌症的诊断和治疗提供潜在的靶点。力学微环境改变引起的肿瘤再生细胞形成过程中，力学信号可能通过哪些胞内信号改变肿瘤细胞的命运呢？

1. 肿瘤细胞微环境的力传导过程

胞外的力学环境是如何传到细胞核内影响肿瘤细胞呢？细胞通过整合素受体和黏着斑复合物感知来自基质的力学信号，如硬度、形貌、应力和机械拉伸。汪宁教授在 1993 年就提出了细胞通过表面的整合素感受力，并通过细胞骨架向内传递[52]。整合素是细胞表面力学信号受体，能通过与胞外基质结合将细胞外的力学信号传入细胞内，而细胞内的肌球蛋白 II 也能通过整合素将力学信号传出到细胞外，从而改变胞外基质的结构，整合素是双向的力学受体[42]。整合素是由 α 和 β 亚基组成的异二聚体，目前已发现了 24 种不同结构和功能的整合素，整合素受体能与其特异性的配体结合，架起细胞与基质连接的桥梁，影响肿瘤细胞的黏附、迁移、增殖、存活与分化[42]。整合素 α1β1、α2β1、α10β1 及 α11β1 为属于 β1 亚群的胶原蛋白受体[53]；整合素 α5β1、α8β1、αvβ1、αvβ3、αvβ5、αvβ6、αvβ8 及 αIIbβ1 属于 RGD 肽（精氨酸 -

甘氨酸 - 天冬氨酸三肽）结合受体，能够连接胞外基质并且同基质中的纤粘连蛋白、玻连蛋白、纤维蛋白原和血小板反应蛋白连接；整合素 α3β1、α6β1、α7β1 和 α6β4 属于层粘连蛋白受体，参与细胞在基底膜上的黏附；整合素 α9β1、α4β1 及 α4β7 通过非 RGD 位置的粘附序列 EILDV 和 REDV 与纤粘连蛋白结合 [53, 54]；整合素 α4β1 和 α4β7 还能结合其他细胞受体，如细胞间粘附分子；整合素 αDβ2、αLβ2、αMβ2、αXβ2 和 αEβ2 属于白细胞整合素亚群，能与细胞粘附因子和血浆蛋白结合 [53]。

当整合素与胞外基质中的配体相互作用时，整合素的构象发生变化并聚集在细胞膜表面，聚集激活的整合素能捕获配体分子，形成黏着斑（focal adhesions，FAs）。聚集的整合素也能够招募和激活黏着斑激酶（FAK）、Src 家族激酶和支架分子（如 BCAR1）[54]。除了激活激酶外，整合素还能够通过招募踝蛋白、桩蛋白、α- 辅肌动蛋白、张力蛋白和黏着斑蛋白，连接 ECM 和细胞内的肌动蛋白骨架 [54]。整合素 α11β1 和 α5β1 是肿瘤基质中纤维母细胞的主要整合素 [55, 56]，其中 α11β1 在肺腺癌 [57]、头颈部鳞状细胞癌 [55]、乳腺癌 [58] 中都被发现并作为诊断和预后的靶点；Franco-Barraza J 等发现整合素 α5β1 高表达是肿瘤相关成纤维细胞的重要表型，能够作为新的检测指标帮助预测胰腺癌的复发 [56]。整合素 α2 家族则更多地参与肿瘤的进展，与肿瘤的等级和种类相关，可以作为治疗肿瘤转移的靶点 [42]。已有多种靶向整合素及其所招募的黏着斑激酶的药物研究，其中有许多药物已经进入了临床试验阶段，为抗癌药物的多样性和肿瘤治疗带来了曙光。

而在肿瘤细胞内部，处于三维基质中的肿瘤细胞通过重组自身细胞骨架的组成（例如肌动蛋白、微管和中间丝）来适应周围的力学环境 [42]。细胞骨架主要由应力纤维构成，由大量肌动蛋白丝与其交联的 α- 辅肌动蛋白、成束蛋白、细丝蛋白及斑连蛋白组成。非肌球蛋白 II（Non-muscle myosin II，NMM II）也部分存在于应力纤维中并产生收缩力 [59]。应力纤维也被认为是生物力的传递介质，因为应力纤维的张力能够直接通过黏着斑产生收缩张力传递到基质中，帮助细胞感知周围环境的力学信号 [60]。Ulrich T 等发现增加 ECM 的刚性可以诱导人胶质瘤细胞的一系列表型变化，包括细胞铺展面积增加、运动速度加快以及增殖增强 [61]。然而 Chaudhuri P 等却发现肌动球蛋白的收缩抑制了乳腺癌细胞 MCF-10A 的增殖，不同的细胞面对同样的微环境刺激通过不同的信号的通路 [62]。微环境的硬化可以通过整合素、黏着斑、RhoGTPases 和细胞骨架与肿瘤细胞相互传递生物力信号。肌动蛋白细胞骨架作为细胞中最大的力学传感器 [63, 64]，当基质刚度增强时，肌动蛋白纤维趋于更有序 [63]，伴随应力纤维数量增加并且更加稳定地锚定到基质上 [40]。而细胞中的微管通过抑制收缩力影响黏着斑的形成，微管帮助基质金属蛋白酶向黏着斑转运，导致黏着斑解聚而降低整合素和基质的相互作用 [65]。

2. 力学信号在细胞质中的传导

在很长一段时间里，力学信号传导领域的专家们都认为，力在活细胞的传送是短距离的，作用在细胞膜表面的局部作用力只能显著地影响它附近位于细胞膜内的黏着斑蛋白和结构。这种认识导致力传导领域的研究大都集中于力学信号对黏着斑以及附近蛋白的激活。

力学信号可以在原位附近对细胞产生影响。从材料学的角度来说，力学信号的短距离传播看起来是非常合理的，特别是在材料是均匀和等向的时候，随着力的传播距离 R 的增大，力的作用效果将不断衰减，接近于 $1/R^2$，R 是力作用点到某点的距离。但是铺展开来的活细胞既不是等向的，又不是均匀的，所以这个观点在活细胞中并不适用。

2003 年，在美国哈佛大学进行博士后研究的胡少华在汪宁教授的指导下，发现力学信号可以在活细胞的细胞质中进行几十微米以上的长距离传播。而力在细胞中的长距离传播，在细胞肌动蛋白微丝束上的预应力被药物去除后或者肌动蛋白聚合微丝被药物打散后，就变得只能在若干微米的短距离上进行，这说明肌动蛋白聚合微丝及肌动蛋白聚合微丝上的预应力对力的长距离传播都起到决定性作用 [38, 39]。几年之后，美国伊利诺伊大学香槟分校的 Sungsoo Na 和 Ych Chuin Poh 在汪宁教授的指导下，分别发现力学信号可以在 300 ms 内直接激活距离作用位点 30 ～ 60 μm 的 Src[10] 和 Rac11 蛋白，揭示了力传导可以在细胞质内长距离进行。同时他们还发现，细胞质中力传导的速度是化学分子传导速度的 40 倍以上 [40]。

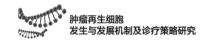
3. 细胞核力传导研究进展

与力学信号在细胞质中传导的研究相比，细胞核的力传导研究要落后很多。哺乳动物的细胞核是一个高度有序的组织，基因表达的调控是一个快速并且存在空间差异的过程，因此对细胞核中力学信号传导的研究，要比力在细胞质中传导的研究困难很多。实际上到目前为止，我们对细胞核的力学性质和细胞核中的力传导还知之甚少。虽然在 20 世纪末，已经有人推测力学信号可以通过细胞内的分子连接，从细胞质膜传递到基因组。但是直到 2005 年才实现了在给细胞精确地施加生理量级作用力的同时定量测量细胞核内结构的变化 [93]。

随后在力学信号对细胞核内结构影响的研究方面一直未取得突破性的进展，直到 2012 年，Yeh Chuin Poh 等人发现，作用于细胞膜表面的周期性作用力，可以经由细胞质张力骨架和核纤层蛋白 A/C 介导，直接传递到细胞核内的卡哈尔小体中。卡哈尔小体中的蛋白复合体在外力的作用下，跟随外加的作用力进行周期性的运动。对卡哈尔小体中的 Coilin-SMN 蛋白复合体（与运动神经细胞的生存能力有关）做实时荧光共振能量转移监测发现，在外加作用力的影响下，Coilin-SMN 蛋白复合体发生了解离。这是首次通过实验证明，力学信号可以直接通过力传导传递到细胞核内并引起细胞核内的功能性反应。

随后，新加坡国立大学的 G.V.Shivashankar 课题组在同年 10 月份发现，细胞的外加作用力可以引起细胞核内组蛋白 H2B 的重排，说明外加作用力可以对染色质的组蛋白产生影响。核纤层中的网状核纤层蛋白结构被认为是一种力学感受器，可以对细胞的分化和转录调控因子产生影响。Sirio Dupont 等人发现胞外基质硬度可以影响 YAP/TAZ 蛋白在细胞内的分布，通过 YAP/TAZ 蛋白的移位，可以激活或抑制细胞的基因表达。细胞核内组蛋白的修饰是表观遗传学调控基因表达的重要方式。谭又华等人发现增加胞外基质的硬度或者通过整合素给细胞施加作用力，可以增加细胞组蛋白 H3K9 的甲基化水平，但是目前还不清楚这种变化是力学信号直接通过力传导影响到细胞核内，还是通过在细胞质内转变为化学信号后再对细胞核产生影响。

随着研究方法及手段的进步，我们已经初步明确了力学信号在细胞中的传导路径和过程，在力学信号对细胞的功能、命运的影响方面也有了更深入的认识。2006 年，美国宾夕法尼亚大学 Dennis Discher 院士课题组发现力学微环境可以直接决定细胞的命运。2009 年，汪宁教授课题组的 Farhan Chowdhury 发现，持续给天然状态的小鼠胚胎干细胞加力，可以诱导其向外胚层细胞方向分化，首次证明了力学信号可以直接诱导胚胎干细胞分化。随后他们又发现三维软基质可以维持胚胎干细胞的干性[102]。2012 年，重庆大学王贵学教授团队发现 1d1 是力学敏感的转录因子，并阐明了 1d1 调控血管新生是通过整合素 31 和细胞骨架来实现的。2013 年，北京航空航天大学樊瑜波教授团队建立了较完整的全眼球模型用于分析眼球的力学响应，并通过应力、应变等受力状态，分析眼组织的损伤情况。邓小燕教授提出了动脉粥样硬化血流动力学成因的浓度极化假说，认为血液中致动脉粥样性脂质在血管内壁表面的浓度会高于本体流中的浓度。上海交通大学房兵教授团队的研究结果表明，体外张应变加载可有效促进大鼠骨髓基质干细胞的成骨分化能力，表现为成骨效应基因 ALP、OC 及成骨特异性转录因子 Runx2 基因和蛋白表达显著增大。2014 年，中国科学院力学研究所龙勉教授团队模拟出空间微重力环境的生物学效应，可以通过对实验条件和运控参数的优化控制，实现细胞或微载体群体在统计学意义上的刚体运动。2016 年，他们建立了体外三维肝血窦模型，并基于此模型研究了白细胞的迁移动力学及力学调控规律，揭示了肝脏免疫应答过程及其力学、物理因素调控的分子机制和微观机构基础。

2016 年，上海交通大学姜宗来、齐颖新教授团队探讨了细胞核骨架蛋白 Emerin 和 LaminA/C 在高血压高张应变诱导血管平滑肌细胞增殖中的作用及其机制，发现核骨架蛋白能够响应张应变力学刺激，参与调控细胞功能，并提示核骨架蛋白 Emerin 和 LaminA/C 有可能作为高血压血管重建的潜在靶标分子 2。重庆大学杨力教授团队探究了骨骼肌整体基因表达情况是否随运动类型不同而表现不同，比较了耐力训练和骨骼肌整体基因表达的影响，发现这两种运动类型所参与的生物过程及信号通路大体相同，但力量训练会诱导更多的基因出现差异表达。太原理工大学陈维毅教授团队的研究表明，肿瘤坏死因子可通过白介素 -6 调节圆锥角膜成纤维细胞基质金属蛋白酶 -1 的表达。

2016 年，清华大学冯西桥教授团队发现，细胞外基质弹性可以通过整合素及其下游通路激活转录因子，从而形成正反馈回路。四川大学陈槐卿教授和李良教授团队发现，层流状态的低剪切应力可诱导人脐静脉内皮细胞 11.-8 信使核糖核酸的表达。军事医学科学院张西正教授团队发现，周期性应变均在不同程度抑制单独培养破骨细胞的破骨向分化或破骨功能。电子科技大学刘贻尧教授团队揭示，小窝蛋白 -1 可能是一类新型力敏感分子，是肿瘤细胞力学感知和力学 - 生物学耦合的重要元件。常州大学邓林红教授团队构建了具有层结构的气道有限元模型，用于分析平滑肌增生对气道力学行为的影响。

国内外学者在力学信号转导的生物力学领域进行了初步的研究和探索，国内研究关注了人类健康与疾病中的生物力学机制问题，研究水平逐渐与国际先进水平接轨。这对理解力学信号转导的力学生物学机制，探明分子 - 细胞层次的力学 - 生物学耦合具有重要意义。但仍有许多未知问题亟待解决，如不同应力类型、模态和参数对细胞核的功能、结构的影响，胞内力学信号转导和细胞应答的分子机制等，还需要更具创新性的研究或大量细致的完善工作。

长期以来，人们主要是通过研究细胞的化学信号通路来研究细胞和生物体，而忽略了物理因素特别是力对生命的影响。但是越来越多的证据表明力与生命和健康是息息相关的，比如恶性肿瘤的转移、动脉粥样硬化、哮喘等都与力有关。当前生命科学与医学基础的研究越来越认识到物理因素，尤其是力学因素与调控在生命活动和疾病发生中扮演着十分重要的角色。如何运用力学和工程的基本原理研究开发可在体外和体内运用的新技术和新方法，用来调控人体生理微环境，从而达到早期诊断、治疗和治愈某些复杂疾病的目的，已经成为生物医学工程的重点发展新领域。力学信号对染色质结构和细胞基因表达的影响一直是细胞生物力学领域内最受关注的问题，领域内众多专家围绕这个问题开展了数十年的研究，提出了各种各样的假设、假说希望能够回答这个问题，但是这些方案都没有真正解决这个问题。到目前为止，比较接近的答案是 2012 年 Yeh Chuin Poh 等人发现，施加在细胞表面的作用力可以诱导细胞核内卡哈尔小体内的蛋白运动，在持续加力后卡哈尔小体内耦合的蛋白发生分离。在这个基础上，将三维磁力扭曲仪和受激发射损耗显微镜相结合，建立了能够给细胞在不同方向加力并快速追踪染色质实时位置的平台；利用带有少量、分散绿色荧光标记染色质的中国豚鼠卵巢细胞实现了染色质的可视化。利用这两个有力的工具，首次直接回答了力学信号是否可以直接影响细胞基因表达的问题。

（1）发现力学信号可以直接传递到细胞染色质，影响染色质的运动并拉伸染色质的结构。首次发现染色质会跟随施加的周期性变化的外力进行周期性地运动。施加同样大小的作用力，在不同的方向，染色质的位移情况表现出显著差异。在平行于细胞长轴的方向施加作用力，染色质的位移最小；在垂直于细胞长轴的方向施加作用力，染色质的位移最大。统计染色质上两个荧光片段之间的距离发现，在不同的方向施加同样大小的力，对染色质的拉伸效果存在显著差异。在平行于细胞长轴的方向，染色质拉伸程度最小；在垂直于细胞长轴的方向，染色质拉伸的程度最大。

（2）发现给细胞持续加力 5 s 后，就可以检测到 RNA 聚合酶 II 开始向发生表达的基因周围聚合。在垂直于细胞长轴的方向，RNA 聚合酶聚集程度最高；在平行于细胞长轴的方向，RNA 聚合酶聚集程度最低。发现细胞质骨架蛋白和细胞质骨架张力在力学信号诱导基因表达的过程中起重要的作用。根据这些发现，提出了力学信号诱导细胞基因表达的模型：在细胞膜表面加一个生理范围大小的力，可以通过整合素和细胞骨架直接传递到细胞核中，拉伸染色质，打开其折叠的结构让 RNA 聚合酶 II 结合上去，进而直接诱导基因表达。

细胞的聚集和细胞间的连接受到细胞外基质微环境的影响，这个微环境不止包括水合蛋白和多糖构成的化学可溶性信号，还包括物理信号网络。这些信号通过特异性地结合细胞表面受体，引发一系列胞内的信号应答，从而调控一系列生物学反应。细胞表面黏附受体包括整合素（Integrins）和粘连蛋白，而它们的配体则主要包括细胞外基质蛋白（ExtraCellular Matrix，ECM）、纤粘连蛋白（Fibronectin）、层粘连蛋白（Laminin）等，这些共同形成 ECM- 整合素 -CSK- 细胞核网络系统。在传统的细胞生物学研究中，人们大多关注与化学物质或可溶性介质产生的生物化学信号的影响，而忽略了

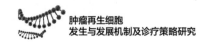

一些物理因素或生物机械信号的影响。机械力如何被细胞感知并传导到细胞核，引起基因及相应蛋白表达变化，构成了机械力信号传导研究的主体。力学信号传导通路的发现使通过干预信号传导达到治疗相关疾病成为潜在的可能，但力如何影响基因表达仍然是没有解决的科学难题。

1.2.4　肿瘤再生细胞的自我更新能力

Tan Y 等研究发现干性基因 *Sox*2 在维持肿瘤再生细胞的自我更新能力中有重要作用，三维的软纤维蛋白基质介导了细胞软化，而 *Sox*2 启动子区域组蛋白 H3K9 的去甲基化对 *Sox*2 基因表达的调控是肿瘤再生细胞维持自我更新能力的关键[88]。而软纤维蛋白基质的力学作用导致黏着斑激酶（Focal Adhesive Kinase，FAK）低表达降低了 Cdc42 和 RhoA 导致 H3K9 甲基化的下调，促进肿瘤再生细胞的生长。ChowdhuryF 等发现 Cdc42 影响了肿瘤再生细胞对力学信号的感知[99]。Jia Q 等发现核内蛋白 1（nuclearprotein1，Nupr1）对肿瘤再生细胞生长的负调控作用[100]。Li Y 和 Luo S 等研究了肿瘤再生细胞的代谢途径，发现磷酸烯醇丙酮酸羧激酶（Phosphoenolpyruvate-Carboxy Kinase，PCK）在肿瘤再生细胞生长中的作用，沉默 PCK1 或抑制其酶活性可以减慢肿瘤再生细胞的生长，而过表达 PCK2 在体外减慢肿瘤再生细胞的生长并在小鼠体内抑制肿瘤再生细胞肺转移瘤的发生[96, 101]。

1.2.5　肿瘤再生细胞的研究展望

肿瘤再生细胞因为其独特的性质，为肿瘤学的研究提供了一个很好的研究手段，而对力学环境影响肿瘤再生细胞形成的研究还处于单基因或者单通路阶段，缺乏一个系统而全面的研究分析。力学微环境的变化在肿瘤的发生发展中也占据着重要的位置，而力学微环境对细胞命运的影响，通过哪些分子哪些通路改变了细胞的哪些功能最后使肿瘤细胞具有高致瘤性，这些都可以为肿瘤学和抗癌药物的研究提供更加精确的目标。

　　生物信息学随着人类基因组研究迅猛发展，给我们提供了系统研究肿瘤再生细胞形成过程中的关键分子、关键通路及关键功能的方法和手段。通过转录组学，则可以从整体水平上对大规模基因表达数据进行分析和处理，研究细胞中基因转录情况及调控规律，并深入探索基因的生物学功能，帮助了解疾病可能的发病机理，并为药物设计提供靶点[84]。

　　转录因子（Transcription Factors，TFs）通过与基因上特定序列结合，可以激活或抑制基因的转录，从而参与生物学过程，与肿瘤细胞的增殖、凋亡及分化相关[84]。一些转录因子在肿瘤转移过程中参与上皮间充质转变（Epithelial to Mesenchymal Transition，EMT），而 EMT 使得肿瘤细胞具有侵袭能力并且进一步转移性生长。例如转录因子 Twist、Snail、Slug 以及 Zeb，可以通过影响 Akt、STAT3、MAPK 和 Wnt 信号通路，最终下调 E- 钙粘蛋白或者上调 N- 钙粘蛋白、波形蛋白、基质金属蛋白酶 -2 等，从而影响肿瘤细胞的转移能力[84]。

　　微小核糖核酸（microRNA，miRNAs）是一类广泛存在于真核生物中的约 22 个碱基组成的小分子非编码 RNA，miRNAs 参与生命的进程，在肿瘤的发生及转移中也有重要的作用[85]。Tu X 等发现，在肝星状细胞中，过表达的 miR-30 通过抑制 KLF11 表达从而削弱 TGF-β 信号通路，进而抑制肝纤维化发生[86]。在肝癌、肺癌等多种肿瘤中，miR-223 能够通过 IGF-1R 信号通路抑制肿瘤细胞的生长[87, 88]。在乳腺癌的力学微环境中，压缩力能通过 DNMT3A 依赖的启动子区域甲基化诱导 miR-9 的下调，这个过程在肿瘤细胞和肿瘤相关成纤维细胞中发生并促进血管内皮因子（Vascular Endothelial Growth Factor，VEGF）的分泌及肿瘤血管的形成，而减压则能抑制 miR-9 的下调继续影响其靶基因的功能[89]。这些发现证明 miRNAs 积极参与了肿瘤的发展过程，并在力学调控中不可或缺。

　　转录因子和 miRNA 作为基因调控网络的重要调控因子，可以各自或者共同通过前馈环（FeedForward Loop，FFL）或者反馈环（FeedBack Loop，FBL）的方式调节靶基因的表达，参与疾病的发生和肿瘤细胞的进程[90, 91]，而通过调控网络的研究，可以帮助我们更好地识别与癌症相关的 TFs 和 miRNAs。Yan Z 等分析了肝癌、肾癌、肺癌等实体癌的数据发现，多种癌症类型中存在共同的 FFLs 调控模块 [92]。Bu P 等发现 miR-34a-Numb 参与的 FFL 能够介导结直肠癌干细胞的可塑性，进行非对称分化 [93]。Slattery ML 等在对结直肠癌病例的 RNA-seq 研究中，发现 miRNAs 直接或间接通过调控网络影响肿瘤抑制基因或促癌基因在结直肠癌中的特异性表达，共同参与肿瘤进程中的细胞增殖或凋亡 [94]。Liu Z 等通过构建 FLL 帮助囊肿性纤维化的药物筛选过程 [95]，而 TF-miRNA-gene 调控网络的研究，也帮助研究人员发现新的促癌或抑癌的 miRNAs 或基因 [96]。对于肿瘤再生细胞中的 TF-miRNA-gene 调控网络的研究，能够帮助我们更深入地了解影响肿瘤再生细胞形成的力学调控机制，为癌症的治疗提供新的机会。

肿瘤发生发展过程的复杂性，给肿瘤的治疗及肿瘤学的基础研究带来了诸多挑战。我们可以通过研究肿瘤再生细胞这种高致瘤性及高自我更新能力的肿瘤干细胞样细胞，来研究普通肿瘤细胞发展到肿瘤再生细胞的过程中，哪些基因、转录因子及表观遗传学的变化影响了肿瘤再生细胞的命运，并最终影响肿瘤的发生发展。

从 2012 年，汪宁教授和黄波教授课题组发现这种软胶产生的力学环境能够高效筛选肿瘤再生细胞这一开创性工作以来，有关肿瘤再生细胞的研究越来越多。黄薇等人通过对肿瘤再生细胞形成的时序性样本进行转录组测序，分析差异表达基因和 miRNAs 参与的生物学过程。接着构建转录因子、miRNA、靶基因的共调控网络，结合差异表达基因的 GO 和 KEGG 通路的富集分析，寻找肿瘤再生细胞形成中关键的转录因子、miRNA 及通路。然后探讨肿瘤再生细胞形成过程中关键基因 CCT3 在体内体外的作用机制。通过 CCT3 过表达或沉默的差异表达基因分析，研究 CCT3 对肿瘤增殖及肿瘤再生细胞干性相关基因表达的影响。最后通过对肿瘤再生细胞时序性样本的全基因组重亚硫酸盐测序，进行全基因组水平 DNA 甲基化变化的研究，探讨肿瘤再生细胞形成过程中可能的表观遗传学过程。他们对肿瘤再生细胞筛选过程中，对基因 - 转录组 -miRNAs 调控网络、可能的力学调控通路、表观遗传学特征等进行系统性分析，为肿瘤的研究提供新思路，为抗癌药物的研发提供新的方向。

1.3　肿瘤抑制因子

　　肿瘤是机体在遗传和环境致癌因素以协同的方式致使局部组织在基因水平上失去对其生长的正常调控，包括多个原癌基因的活化与抑癌基因的失活，是正常细胞失去控制不断增生转化所形成的新生物。肿瘤的发生发展是一个长期的、多阶段、多基因突变的累积过程，表现出基因调控和多因素参与的复杂性。原癌基因和抑癌基因的发现及相关研究是肿瘤研究史上极具开创性的事件，标志着肿瘤研究迈入了分子时代。通过在分子生物学水平阐明肿瘤的发生发展机制，可以为设计抗肿瘤药物提供重要的理论依据。

　　肿瘤抑制因子存在的假设早就已提出，直到 1986 年才被分离鉴定出来 [63, 64]。有关肿瘤抑制因子的名称很多，如隐形癌基因、抑癌基因、抗癌基因等。其功能主要包含以下几个方面：诱导终末分化；触发衰老；诱导细胞凋亡；维持基因稳定；调控负性生长因子信息传导；调节细胞生长；调节血管生成；改变 DNA 甲基化酶活；参与细胞黏着及联系等。肿瘤抑制因子在肿瘤的发生、治疗与预后中都发挥着重要作用。在以前的工作中，我们已经发现自我更新基因 *Sox*2 在肿瘤再生细胞中高表达，是肿瘤再生细胞高致瘤性的关键因子。这提示我们关注肿瘤抑制因子在肿瘤再生细胞中是否也通过抑癌功能异常发挥重要作用。

1.3.1　肿瘤抑制基因的发现

　　1982 年，基因点突变的发现，对分子生物学家有着极大的吸引力。他们的一贯目标是将复杂的肿瘤生物学机制变成简单的基本机制。对癌症的发育，一个正常细胞基因组的突变足矣。但是，在同一年，随着癌基因的发现，形成肿瘤所必需的基因突变数目攀升至两个。但即使是这个数字，对分子生物学家仍有魅力。两个突变基因代表的复杂度还是容易处理的。然而这个数字仍然遭到质疑。到 20 世纪 80 年代中期，研究发现，大多数肿瘤在其发育过程中必须累积的突变数目远不止两个，这一点愈来愈明显。来自流行病学的资料提示，癌症形成至少需要 6 个步骤。很多科学家猜测，其中每一个步骤，

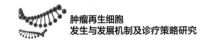
代表细胞在走向癌变深渊途中，造就了一个新的突变基因。

这种认识促使人们搜寻预计存在于人类癌细胞基因组中的多个突变癌基因。进行搜寻工作的研究人员得到的是意外和深深的失望。他们找不到共存于一个肿瘤细胞基因组中的突变癌基因群体。有些肿瘤拥有 CC 癌基因，另一些是 myc 或 NyC 或 erb、B2，但同时具备即使是两个癌基因的也极为罕见。癌症的发育是连续激活一组癌基因的想法不攻自破。

要么和大量间接证据相反，也许肿瘤的确并不拥有多个突变基因。要不然就是癌细胞真的拥有 6 个甚至更多的突变基因，但大部分和癌基因没有瓜葛。假定存在的这些基因在人类肿瘤的形成中也许发挥着同样举足轻重的作用。

到 20 世纪 80 年代中期，终于在人类肿瘤 DNA 中找到了和癌基因迥异的突变基因。新来者被称作"肿瘤抑制基因"。这项发现填补了人类肿瘤形成之谜中的一大漏洞。这种新基因类型的发现，所进行的实验与病毒研究、基因克隆、基因移植（1975 年以后的 10 年中，这类实验使人们对癌基因的兴趣陡增）相去甚远。

研究者们采用的是一种叫做"细胞杂交"的奇特的实验程序，牛津大学的亨利·哈里斯（Henry Harris）是运用这种技术的其中一位高手。研究者们让细胞群生活在培养皿底部，并且使它们互相融合。哈里斯及其后来者通过这种融合——细胞间的交配，发现了有关癌细胞内部基因行为的真相，其中包括肿瘤抑制基因的发现。

在 20 世纪 70 年代中期开始细胞融合实验前很久，遗传学家已经在生物体之间进行了交配实验。如前所述，19 世纪 60 年代，奥地利修道士格雷戈尔·孟德尔第一次进行了系统的遗传交配研究，他对不同品系的豌豆属植物做了杂交实验。他的工作在整整一代人中湮没无闻，直到 1900 年才重见天日。他发现的遗传规律奠定了现代遗传学的基础，引出生物信息是由不同的信息包传递的观点，这种信息包后来被称作基因。

遗传学在 20 世纪的突破性进展揭示，所有生物体，包括最简单的单细胞生物体如细菌和酵母菌都以基因作为传宗接代的模板。而且事实上，从细菌到人类，所有的生物体都演化成具有精细复杂的交配机制。各物种的根本动机是相同的，而且显而易见：交配使得物种成员的基因能够交换和融合。

因为所有物种都是由遗传上多姿多彩的个体组成的种群，交配提供了检验新的基因组合的机会。新的基因组合有可能繁衍出比父母更适于生存的子代。反过来，这种不断增强的适应性又为进化开辟道路。

控制遗传特征不同的个体之间的交配，成为研究基因行为的强大工具——尤其可以搞清交配中一方的基因是如何和另一方的基因融合的。细菌和酵母菌能够互相交配，而哺乳动物的组织细胞则缺乏这种能力。哈里斯试图规避自然强加的束缚。首先，他迫使培养皿中的动物细胞彼此融合。这些细胞的融合尽管存在高度的人为性，但它们提供了使不同来源的细胞彼此交配的途径。在培养皿中，某些病毒颗粒能够使一个细胞与相邻的另一个细胞的外膜相互融合，哈里斯采用的融合技术正是倚重了这些病毒的本领。结果是两个母细胞的细胞核共享一个细胞外膜。不久，两个细胞核也会融合，它们的基因融合在单一的细胞核之中。

在一定条件下，可能有几十个细胞同时卷入融合的漩涡，形成太过笨拙以至于不利生长和分裂的细胞巨无霸。但是在两个细胞之间进行的融合要有趣得多。细胞对的杂交后代可以生长、分裂，将来源于母细胞双方的基因子子孙孙地传递下去。基于上述考虑，哈里斯把人类和啮齿类动物的细胞以不同的组合进行融合实验，试图搞清它们的基因是如何融为一体的。最让人兴奋的是对正常细胞和癌细胞的融合。他把这些细胞混养在一个培养皿中，将它们按对融合，然后研究正常细胞和癌细胞的杂交后代有何表现。

细胞杂交的结果似乎一清二楚。癌症在生物体内属于显性因素，肿瘤细胞的生长无疑也要比正常细胞势头更猛。因此，如果将癌细胞和正常细胞融合，癌细胞生猛的基因必定会呈现压倒性优势。但是哈里斯的发现截然相反。正常细胞和癌细胞的杂种从无导致肿瘤的能力。盛极一时的预测犯了一个特大错误。正常细胞的生长基因居显性地位，致癌基因则是隐性的。

对此，哈里斯得出的怪诞实验结果只有一个合理解释，正常细胞似乎拥有调控正常细胞生长的基因。相反，肿瘤细胞在其癌变途中必定抛弃了这些基因，因而也就不受这些基因的正常化生长特性的影响。哈里斯安排在培养皿中的两个细胞"洞房花烛"之后，由正常细胞方提供的正常化基因，重新取得了对癌细胞的控制权。正常细胞的基因似乎在使细胞放慢生长的脚步。

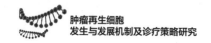

事实上，它们就好比刹车，使细胞能够抵御疯长的倾向。由于癌细胞丧失了这些基因，它们也就没有了刹车机制。一旦细胞杂交给癌细胞重新安装了刹车机制，它的疯长势头就被阻遏了。

上述研究结果和癌基因是显性的流行看法无一相合。而后者是研究人员对癌基因 10 年研究的结果。将被突变激活的癌基因注入携带正常原癌基因的细胞时，无疑癌基因应占统治地位。它们奴役正常基因，迫使细胞失控生长。这就是说，原癌基因作为隐性基因副本，具有促进细胞按部就班、正常繁衍的功能；而突变癌基因是亢进的显性表达形式，是癌细胞不懈增殖的推动力。

因此，由于哈里斯的生长正常化基因有着与原癌基因及癌基因极为不同的功能，有必要赋予它一个新的名称。根据它在细胞融合中的表现，它被称作肿瘤抑制基因。原癌基因亢进的显性形式和惰性、隐匿表达的肿瘤抑制基因似乎在癌症的形成中都有不俗表现。尽管要通过基因克隆技术分离出肿瘤抑制基因还须花上好几年时间，但是证据确凿，一切试图弄清癌症遗传基础的研究人员，都不能无视肿瘤抑制基因的存在。

至此，癌症舞台上已经有两组基因演员登场亮相，每一组在控制细胞生长的机制中发挥着不同的作用。原癌基因宛如汽车的油门踏板，它的突变癌基因形式好比将油门一踩到底。相反，肿瘤抑制基因的功能就像刹车，当正常细胞发育成癌细胞时，它们可能抛弃或者失活肿瘤抑制基因，导致刹车机制的缺陷。上述任一种机制似乎都可阐明细胞疯长的原理。

癌症的形成存在两种大相径庭的解释，应该有所取舍。会不会有些肿瘤细胞通过一种机制实现癌变生长，而其他细胞则采用另一种机制呢？抑或癌细胞内部同时运作着两种机制？

肿瘤抑制基因的发现确实开启了癌症研究的另一扇大门 —— 癌症的遗传性。癌症常常有家族史，肿瘤抑制基因为许多家族性癌症的起源提供了一个理由。

在基因的碱基序列中只有一个碱基的变化，即点突变。尽管微乎其微，但是如果这个改变发生在基因的某个关键序列上，会引发致命的后果。点突变可能在基因中插入某些不当的标点符号；由于这些标点通常标识着基因的结束，它们可能导致提前中断基因阅读，引起该基因指引的蛋白质缩量合成。此外，基因的蛋白质产物在其氨基酸链中可能发生某种改变，导致该蛋白质功能失调。不管突变范围大小如何，结果是一样的：细胞将无法得到突变基因的服务。

事实上，丧失肿瘤抑制基因的过程要比上面所讲的更为复杂。几乎所有的人体细胞都拥有两份基因副本，它们分别来自父母双方的基因。就肿瘤抑制基因而言，两份基因副本给细胞提供了双保险。万一细胞意外失去了一个肿瘤抑制基因，另一份副本中的肿瘤抑制基因可以是绝好的替补队员。在减缓细胞生长方面，半个刹车垫几乎总是和一整个难分高下。

这种双保险体现了人体为防止癌症形成的一般做法。细胞不大会丢失一个肿瘤抑制基因，至于同时失去两个，更是非常不可能。特别是通过突变失活而丧失基因，在每代细胞中通常只有百万分之一的可能性。因此，每代细胞同时丢失两份基因副本的概率是百万分之一的平方。可是，由于复杂的遗传机制，实际风险要高一点 —— 高于十亿分之一。即便如此，细胞粗心大意地丢失两份重要的生长控制基因的概率还是很小的，这就为阻止细胞疯长垒起了一道高高的屏障。

连续两记猛击剔除肿瘤抑制基因的原动力，是多种肿瘤形成的关键。在研究一种罕见的眼睛肿瘤 —— 视网膜神经胶质瘤时，我们第一次认识到这种动力。这种肿瘤只发生在六七岁以下的儿童中，而且发病率只有两万分之一。美国每年死于癌症的人超过 50 万，但是每年新发的视网膜神经胶质瘤病例只有 200 出头。这种罕见的肿瘤似乎源自胚胎视网膜细胞，这些细胞通常必定会长成光感受器 —— 视杆细胞和视锥细胞，感知光线并将电信号通过视神经传递到大脑，以此对光作出反应。

哈里斯细胞融合实验预言的肿瘤抑制基因的所有特征，在 Rb 基因身上均有体现。正常细胞基因组中有 Rb 基因存在，肿瘤细胞基因组中的 Rb 基因则或缺失或功能性失活。但是现在，在哈里斯早期研究成果的基础上产生了新的见解。首先，肿瘤抑制基因功能的丧失分成两步，即两份基因副本次第消失。其次，通过精子或卵子，肿瘤抑制基因的缺陷形式能够由父或母传递给子女，导致对肿瘤的先天易患性。

在实验室研究者的共同努力下，通过基因克隆分离了构成 Rb 基因的 DNA 序列。克隆使我们能充分估计 Rb 基因在人类癌症的起源中扮演的角色。乍看之下，Rb 基因的作用仅限于引起这种罕见的儿童视网膜肿瘤。可是实际上，所有这类肿瘤中的 Rb 基因似乎都发生了突变。此外，已知幼年曾患家族性视网膜神经胶质瘤的儿童，在青春期罹患骨癌（骨肉瘤）的风险会有上升；此类肿瘤亦可见 Rb 基因功能丧失。

20 世纪 80 年代末，利用最新克隆的 Rb 基因揭示，1/3 以上的膀胱癌和一小部分（约 10%）的乳腺癌中亦有 Rb 基因丧失，两种都是经由靶器官中的体细胞突变造成的。小细胞肺癌（small-cell ungcarcinomas）是烟民最常见的死因之一，对它进行遗传分析的结果令人大吃一惊。所有此类肿瘤，在其形成过程中，几乎都相继抛弃了两份 Rb 基因副本。

我们开始认识到，相对我们最初的设想，即 Rb 基因仅与一种罕见的儿童肿瘤有关，Rb 基因事实上在癌症的起源中扮演着远为广泛的角色。长长一串与 Rb 相关的癌症类别导致了一个主要疑问：是什么共同的性状把全身上下这许多不同患病器官的细胞联系在一起？身体内所有细胞的 Rb 基因都起着抑制生长的作用，为什么这些特定组织在丧失 Rb 基因后特别容易癌变呢？谜底也许要再过很多年才能揭晓。现在我们已经知道了一打以上的肿瘤抑制基因，Rb 基因只不过是名单上排名靠前的一个。找出这些基因并非易事，只有当它们缺失时，才能凸显出它们的存在。怎样才能找到这些行踪诡秘在幕后影响细胞的基因呢？其中，有部分基因与视网膜神经胶质瘤这样的家族性癌症相关；与 Rb 基因一样，它们突变后的缺陷形式能够通过生殖细胞路径传递。其他肿瘤抑制基因则与先天癌症易患性并无关联。体细胞突变就地袭击这个或那个靶器官，然后次第消灭基因的两份副本，使肿瘤抑制基因销声匿迹。最直接的途径是，每代细胞中丧失一份基因副本的频率都是百万分之一。然后，同一细胞或者它的一个直系后代又发生一次百万分之一机会的突变，击垮了另一份幸存的基因副本。失去两份基因之后，细胞启动失控生长。如前所述，同一细胞（或一小群细胞）经历两次突变的概率是由每次突变发生的概率决定的，每代细胞概率约为万亿分之一（百万分之一的平方）。概率这般微小，说明在人类正常的寿命周期中，发生这种事件是极为罕见的。

在消除第二份肿瘤抑制基因时，肿瘤细胞通常走了一条捷径。由于人类染色体对中的两个伙伴（例如第 13 对染色体中，每一个都有一份 Rb 基因副本）总是肩并肩站在平行队列之中，彼此打量、比较各自的 DNA 序列，然后交换遗传信息。一个常见后果是，一个染色体中的某个基因序列替代了对方的对应序列。在信息转移之前，一对染色体各自的基因可能有着两种不同形式；信息转移后，一种形式丧失了，代之以原本存在于另一个染色体中的基因的第二份副本。结果导致细胞内有两份一模一样的基因副本，而它们原来应该是各具特色的。

细胞内部遗传多样性的丧失常被称作"丧失杂合性"。基因的两份副本以同一面目示人 —— 它们同化了。1 000 次细胞分裂中就有 1 次会发生这个或那个基因同化的情况。因此，通过这种方法，肿瘤抑制基因完好无损的另一份副本仍有可能轻易丢失。亦即完好的基因副本被抛弃，代之以已经突变的、有缺陷的基因的备用副本。基因同化的概率是百万分之一（基因第一份副本失活的概率）乘以千分之一（复制失活基因、丢弃活性基因），得出每代细胞十亿分之一的概率。癌前肿瘤细胞在癌变过程中，常用此计消除抑制其生长的肿瘤抑制基因的两份副本。它们首先经过突变，失活肿瘤抑制基因的一份副本；然后通过丧失杂合性的同化过程，消灭第二份副本。尤为重要的是，导致同化的染色体信息交换并不局限于肿瘤抑制基因的范围，而是常常涉及染色体上该基因周围的大片区域。一个染色体上，处在肿瘤抑制基因左右两侧的几百个基因也发生了同化现象。

当然，相邻基因副本的同化与发育着的肿瘤细胞的生长无关，它们只不过是无辜受株连的旁观者。肿瘤细胞使用同化计谋要对付的大敌只是肿瘤抑制基因。相邻基因的命运为那些试图定位、分离新的肿瘤抑制基因的遗传学家提供了突破口。因为它们丧失了杂合性，所以人们能对散布在肿瘤细胞染色体中的一大堆随机选择的基因进行分析。那些在正常细胞 DNA 中呈现出两种不同形式，而在它身上的癌细胞中以相同形式出现的基因，正是遗传学家们搜寻的目标。不论何种基因，只要丧失多样性，就意味着它在染色体中靠近某个肿瘤抑制基因，而后者正是肿瘤细胞发育过程中同化的真正目标。

按照这种逻辑，遗传学家在肿瘤细胞基因组中进行了几百次搜索，寻找

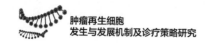

在肿瘤发育中被反复同化的染色体区域。他们疑心这些区域就是肿瘤抑制基因的藏身之处。这些区域一旦被定位，遗传学家就可以运用基因克隆技术找到并分离出嫌疑分子。

迄今为止，基因克隆者们发动的大搜捕已经网罗到一打以上的肿瘤抑制基因。几乎所有的结肠癌在其发育过程中，基因附近的染色体区域都被同化了。神经纤维瘤的诞生过程中，NF-1 基因临近区域丧失了多样性。某些儿童肾癌中 WT-1 附近的染色体区域可见同样命运，而成年人患此病症时则有 VHL 区域同化。多种肿瘤发育中可见 p16 基因丧失杂合性。

这份花名册给人的印象是，人类基因组拥有很多的肿瘤抑制基因，估计有三四打之多，但这个数字太不精确了。先前的遗传发现导致克隆 Rb 基因，这次发现了这么多基因也引来一个至今未能揭开的谜团：尽管这些基因中绝大多数可以存在于全身上下很多种细胞中，但是大多数基因在丧失时仅会对某些特定组织的生长产生强烈影响，其他组织毫发无损。

但是相对以特定组织为目标的模式而言，某些基因仍然特立独行。p53 肿瘤抑制基因在许许多多的癌症中都有不俗表现，多达 60% 的人类癌症中出现 p53 的突变形式。p53 基因的突变形式还能由父（母）传给子女，后者因而终身具有对癌症和肉瘤的广泛易患性。

寻找新的肿瘤抑制基因仍然是费劲的。每一个基因的发现都需要很多人花费很多年的心血。毕竟，发现某类肿瘤细胞的染色体中有丧失杂合性现象的存在，对于分子狩猎队仅仅意味着一个起点，还要梳理几百万个 DNA 碱基才能找出一个目标肿瘤抑制基因。

由于人类基因组工程在人类基因的分类和定位方面不断取得进展，新的肿瘤抑制基因的发现过程得以大大简化了。原来找出一个基因要花几年时间，在不久的将来就能压缩到几个月，癌症遗传之谜的许多空白也将得到填补。掌握了这些基因，我们就能围绕肿瘤在癌变道路上累积的突变癌基因和肿瘤抑制基因，写出许多肿瘤的翔实的发展史。

肿瘤抑制因子（Tumorsuppressor）是一类重要的蛋白质，它们在正常细胞生长和分裂中发挥关键作用，可以抑制肿瘤的发生和发展。肿瘤抑制因子通常是细胞内某些基因的产物，它们可以通过多种途径对细胞的生长和分裂进行调控，以确保细胞遵循正常的生长调节机制。以下是肿瘤抑制因子的一些主要特征。

（1）抑制细胞增殖。肿瘤抑制因子可以抑制细胞的增殖，以防止细胞不受控制地分裂和增生。这种抑制作用可以通过多种途径实现，包括调控细胞周期、激活细胞凋亡等。

（2）保护基因组稳定性。肿瘤抑制因子还可以保护基因组稳定性，防止细胞发生 DNA 损伤、突变等问题，从而降低细胞恶性转化的风险。

（3）参与 DNA 修复。某些肿瘤抑制因子如 p53 可以参与 DNA 修复机制，对于基因组稳定性的维持和保护非常重要。

（4）调控细胞分化。肿瘤抑制因子可以促进细胞分化，让细胞进入成熟状态，从而减少细胞的分裂和增殖。

（5）与癌症发生相关。许多肿瘤的发生都与肿瘤抑制因子的缺陷或失活有关。比如，p53 是一个非常重要的肿瘤抑制因子，在多种癌症中都有缺陷或突变的情况出现。

总之，肿瘤抑制因子在细胞生长和分裂调控中扮演着非常重要的角色，对于预防癌症等疾病具有非常重要的意义。

1.3.2　p53 抑癌研究进展

肿瘤抑制因子 p53 是当前肿瘤研究中最为深入的抑癌基因之一。事实上，p53 基因并不是一开始就被鉴定为肿瘤抑制因子的，人们对于它的认识经历了三个阶段：肿瘤抗原、癌基因、抑癌基因（即肿瘤抑制因子）。在近三十多年的研究中，p53 的抑癌功能和调控机制研究已近乎清晰。约 50% 的人类肿瘤中可以检测到 p53 基因的突变，且几乎存在于各类肿瘤细胞中。

p53 基因定位于 17 号染色体。正常的 p53 蛋白（野生型）存在于核内，在脱磷酸化时活化，有阻碍细胞进入细胞周期的作用。在部分结肠癌、肺癌、乳腺癌和胰腺癌等均发现有 p53 基因的点突变或丢失，从而引起异常的 p53 蛋白表达，而丧失其生长抑制功能，从而导致细胞增生和恶变。近来还发现某些 DNA 病毒，例如 HPV 和 SV-40，其致癌作用是通过它们的癌蛋白与活

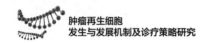
化的 Rb 蛋白或 p53 蛋白结合并中和其生长抑制功能而实现的。

　　p53 的生化功能为转录因子，其生物学功能则为 G1 期 DNA 损坏的检查点。正常 p53 的功能可定义为"分子警察"（molecularpoliceman），能够监控细胞基因组的完整性，一旦 DNA 遭到损坏，p53 蛋白的复制就会停止，以便损坏 DNA 的修复；如果修复没有成功，那么 p53 就能够介导细胞凋亡，从而防止有癌变意义的基因突变细胞的累积。肿瘤抑制因子 p53 也因此被认为是"基因组的守护者"。除此之外，越来越多的研究表明，p53 与干细胞自我更新密切相关。研究表明，p53 能够通过诱导分化和抑制去分化来调控神经干细胞功能。p53 丢失则可以诱导神经球形成和干细胞自我更新。p53 作为干细胞多潜能分化和肿瘤发生发展的双重屏障，将干细胞与肿瘤有机地联系了起来。在目前发现的肿瘤抑制因子中，p53 是研究和应用得最多的。基于该基因的治疗研究，无论在体外还是肿瘤动物模型，甚至相关的临床治疗都开展得很多，在恶性肿瘤的基因治疗中占了相当大的比例。

第 2 章　生物力学对肿瘤再生细胞发生和发展的作用机制研究

2.1　肿瘤力学微环境

　　癌症是世界上致死率最高的疾病之一。根据世界卫生组织的数据，2012年全世界范围内约有 820 万人死于癌症，约占死亡人数的 13%。此外，每年还有超过 1 000 万人被确诊为癌症。预计到 2030 年，每年将会有 1 200 万人死于癌症。尽管全世界科学家倾注了许多心血，但是由于癌症的复杂性和特异性，癌症的治疗依然是一个巨大挑战 [102]。

　　癌症又称恶性肿瘤，是由细胞异常增生导致器官功能丧失的疾病。肿瘤分为实体肿瘤（solid tumor）和血液肿瘤（hematological tumor）。血液肿瘤起源于血液、骨髓以及淋巴系统，包括各类白血病、多发性骨髓瘤以及恶性淋巴瘤，而实体肿瘤往往起源于其他组织。癌症引起的死亡超过 85% 是由实体肿瘤引起的。在过去几十年，科学家一直把遗传和表观遗传因素作为恶性肿瘤病因的研究焦点。然而，近 20 年来，人们逐渐认识到微环境对恶性肿瘤的产生和发展具有重要影响 [103]。

　　肿瘤微环境主要包括肿瘤细胞、间质细胞（stormal cell）和细胞外基质（extracellular matrix），其在肿瘤的生长、血管的生成、肿瘤的入侵和转移过程中扮演着重要角色。肿瘤的微环境不同于正常组织的微环境，其具

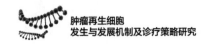
有自身的特殊性，主要体现在血管和淋巴管的异常结构和功能、异常的代谢微环境、间质高压以及致密的间隙基质（interstitial matrix）。肿瘤微环境的特殊性给肿瘤的治疗带来巨大困难，了解肿瘤微环境的特殊性对研究肿瘤的形成和发育以及癌症治疗有重要的意义。

在肿瘤微环境中，力学因素扮演着至关重要的角色[104]。一方面，肿瘤的生长和发展都伴随着肿瘤微环境中力学因素的改变[105]，例如肿瘤无限增殖产生的应力[106]、基质刚度的增大、间质液压的升高、间质液流动的加强等；另一方面，力学因素的改变也会影响肿瘤微环境[107]，例如，残余应力会挤压血管和淋巴管，导致血管和淋巴管丧失功能，进而影响肿瘤内的代谢微环境，并造成间质高压。此外，力学因素还会影响到肿瘤的治疗和肿瘤细胞的转移[108]。例如，肿瘤间隙基质会被快速增殖的肿瘤细胞挤压成为曲折致密的网络，增大药物在其中的输运难度，间质液的流动会影响细胞转移的方向。因此，肿瘤微环境中的力学问题受到越来越多的关注。

2.1.1　肿瘤微环境的构成

肿瘤微环境是指肿瘤所处的细胞环境，包括肿瘤细胞、间质细胞和细胞外基质。肿瘤与微环境紧密联系在一起。

1. 间质细胞

间质细胞指肿瘤微环境中除肿瘤细胞以外的其他多种细胞[109]，包括成纤维细胞（fibroblast）、血管内皮细胞、淋巴管内皮细胞、免疫细胞等。最近的研究表明，间质细胞在肿瘤演化过程中并非充当被动的旁观者的角色。肿瘤细胞和间质细胞之间存在着一个双向、动态的相互作用[110]。

成纤维细胞是结缔组织细胞。在肿瘤中，成纤维细胞会转变成为肿瘤相关成纤维细胞（Tumor Associated Fibroblast，TAF）[111]。肿瘤相关成纤维细胞会分泌出一种异于正常细胞外基质的间隙基质[112]，这种基质富含 I 型胶原蛋白、ED-A 纤连蛋白和细胞黏合素 C。除了分泌间隙基质外，肿瘤相关成纤维细胞还会分泌一系列因子，如基质金属蛋白酶（MMP）、趋化因子和生长因子。

这些因子会促进肿瘤生长、血管生成以及肿瘤入侵。

免疫细胞（如巨噬细胞、淋巴细胞和白细胞）也会分泌多种因子。在正常情况下，这些因子会引起或维持炎症反应和免疫反应，但在肿瘤中却会促进肿瘤的发育。肿瘤细胞与免疫细胞之间的相互作用能调节免疫反应，使肿瘤免受免疫细胞的攻击。

2. 细胞外基质

细胞外基质又分为间隙基质和基膜（basement membrane）。间隙基质是细胞与细胞之间缝隙中的固体成分，基膜是一种由特殊的细胞外基质蛋白构成的厚度为 50 ~ 100 nm 的薄膜，通常位于单层细胞膜的底外侧[113]，如血管的外侧。细胞外基的主要成分包括胶原蛋白（collagen）、弹性蛋白（elastin）、蛋白聚糖（proteoglycan）以及其他特异性结构蛋白，这些蛋白多数由成纤维细胞合成。在肿瘤微环境形成的第一阶段，一个重要过程是重构细胞外基质。肿瘤相关成纤维细胞会分泌基质金属蛋白酶，它能水解蛋白质高分子，进而引发细胞外基质的重构。大量研究表明，金属蛋白酶在肿瘤中过度表达。由金属蛋白酶等引起的细胞外基质的降解会导致肿瘤细胞入侵周围宿主组织并进入循环系统，同时它也会引起内皮细胞的迁移，从而促进新血管的生成。

整合素（integrin）也是细胞外基质蛋白中的一员，它是一种细胞表面受体，能与细胞外基质结合[115]，从而改变细胞外基质的结构，影响细胞与细胞外基质间的信号转导。研究表明，在肿瘤微环境中，整合素能促进新血管的生成以及肿瘤细胞的增殖和转移。

2.1.2　细胞的生物力学效应

1. 细胞张力

细胞张力的完整性结构由承受压力的构件和一系列连续的张力构件相互连接组成[116]。这种结构的稳定性取决于细胞内部结构完整性的保持，因而也被称为张力完整性。研究表明，细胞的结构符合张力完整性原理，而且细胞骨架（Cellular Framework，CF）的张力完整性影响细胞的形状和功能。此外，细胞骨架的张力完整性是细胞形变的主要决定因素。相关研究表明，扁平细胞比圆形细胞 DNA 合成更为旺盛，提示细胞的变形是信息传递的重要环节。在机械应力的作用下，细胞骨架的所有构件为了分散张力和压力而发生整体重排，这将导致细胞发生形变，细胞形状调节发出的调节信息以力的形式传递。因此，机械应力的变化可以通过改变细胞及其骨架内的力平衡而对细胞的生长和生化性质产生影响，即细胞直接受到来自外界的力学刺激时，它的形态和功能都可能会发生改变。组织细胞常受到动态牵拉应力作用，体内牵拉应力通过细胞外基质传递到细胞。牵张应力模型利用液体或气体对弹性基底膜施加可控位移或压力作用，使细胞基底膜产生弹性变化，从而使黏附于膜上的细胞受到相应的牵张应力作用。

2. 流体静压力

处于相对静止状态下的流体，由于本身的重力或其他外力的作用，在流体内部及流体与容器壁面之间存在着垂直于接触面的作用力，这种作用力称为流体的静压力[117]。目前有研究表明，流体静压力对调控软骨代谢和维持其细胞胞外基质正常表型起重要作用[118]，其中静压力刺激减少了 Ⅱ 型胶原和蛋白多糖的合成，而正常动压力刺激则促进 Ⅱ 型胶原和蛋白多糖的合成。Holmvall 等人发现，持续高流体静压力抑制蛋白多糖的合成和分泌，减少了整合素 mRNA 的表达，改变了高尔基复合体的形态和抑制微丝的组成。Stewart 等人在研究细胞有丝分裂过程中发现了引起细胞形状发生变化的作用机制，即黏附细胞是怎么从扁平形变成圆形的。研究发现，有丝分裂中让细胞形状变成圆形的力既取决于肌动球蛋白的细胞骨架，又取决于细胞响应"克分子渗度"（osmolality，即为了表示某溶液的渗透压，有时使用与该溶液具有等渗的非电解质溶液的克分子浓度，称为克分子渗透压浓度）变化的能力。研究认为，让细胞形状变成圆形的力是由于渗透压改变产生的，而肌动球蛋白皮质（actomyosin cortex）抵抗外力来维持细胞变圆的力是必不可少的。肌动球蛋白皮质瞬间的分解将使细胞体积增加，肌动球蛋白收缩刺激引起细胞体积减小，这表明细胞可通过内在调控肌动球蛋白皮质的收缩来维持渗透压的平衡。因此通过从局部调节肌动球蛋白依赖的表面张力以及从全局上调节渗透压，细胞可以控制它的体积、形态及机械性能。

3. 流体剪切力

一些细胞可能长期处于具有流体流动的环境中，例如，血管、淋巴管的内皮细胞和平滑肌细胞，食管、肠道的上皮细胞以及骨骼中的成骨和破骨细胞等[119]。这些细胞始终暴露于血流、淋巴液、组织液或消化的食物残渣的冲刷，这种流体对细胞产生的机械力称为流体剪切力。研究表明，流体剪切力能够调控细胞的功能。目前认为流体流动主要分为 2 种形式：层流的流动（laminar）和湍流的流动（turbulent）。近年研究表明，流体剪切力是影响组织代谢，尤其是影响骨组织代谢和调节骨细胞的功能和形态的一个重要因素。

2.1.3　肿瘤与微环境的交互作用

肿瘤的微环境不同于正常组织的微环境，表现在血管和淋巴管的异常结构和功能、异常的代谢微环境、间质高压以及致密的间隙基质。在肿瘤微环境中，力学因素扮演着至关重要的角色，肿瘤的生长和发展伴随着肿瘤微环境中固体学和流体力学特性的改变，同时，力学微环境也会影响肿瘤细胞的转移和肿瘤治疗。下面概述了肿瘤区域力学微环境、肿瘤内部的固体应力和流体应力，从力学微环境角度探讨肿瘤的发展与治疗。

1. 肿瘤区域力学微环境概述

实体肿瘤是由普通宿主细胞与肿瘤细胞构成的，在细胞周围存在细胞间质[120]。在细胞层面上，肿瘤细胞连同周围的间质细胞拉拽胶原蛋白并挤压透明质酸，其相互作用在肿瘤中累积应力。应力会挤压其至压扁肿瘤中的血管，降低血液流速。肿瘤中的血管通常有许多缺口，导致血液穿过血管壁进入间质，从而引起间质液压的升高。

当肿瘤细胞从原发肿瘤脱离时，存在着破坏力和细胞之间黏附力的相互竞争，当前者较大时，肿瘤细胞易于脱离原发瘤。而肿瘤细胞脱离后的转移过程还会受到细胞外基质的刚度、细胞骨架的重构、黏附与解离作用、间质液或血液流动的剪切力等力学因素的影响。肿瘤细胞进入血管后，会随着血

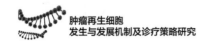
液循环转移至全身各处，这时，血液的流动、流动施加在肿瘤细胞表面的剪切力、血管的结构、肿瘤细胞与血液中的各种成分之间的相互作用对肿瘤细胞的转移效率有着显著影响。

2. 肿瘤内部的固体应力

肿瘤区域外部施加给肿瘤组织的固体应力，以及肿瘤在生长过程中产生的生长应力共同作用于肿瘤细胞、宿主细胞以及细胞间质，影响肿瘤的发展以及后续治疗。

外部宿主组织施加给肿瘤组织的应力对肿瘤的影响已经有很多的体外实验研究。这些实验通过在培养基中培养无血管期球状肿瘤细胞团来进行外部施加固体应力对肿瘤组织的影响的研究，实验结果表明外部施加的压应力越高，肿瘤细胞团的生长速度越慢[121]。同时证明了肿瘤细胞在一定压力下生长受抑制现象是可逆的，当施加的外部压力去除时，肿瘤细胞可恢复正常的分裂状态。当外界的压力大于一定程度时，压力抑制线粒体的活动，从而导致肿瘤细胞的凋亡。肿瘤受到各向异性的外部压力，会导致肿瘤在高压力的位置停止生长，在低压力的位置正常生长分裂，进而导致肿瘤按照应力的分布规律呈各向异性生长。

生长产生的固体应力相当于生物组织的残余应力，是由于肿瘤生长期间，肿瘤细胞在有限位置持续分裂不断挤压周围组织而产生的应力[122]。一般情况下，肿瘤外围的生长应力为拉力，中心的生长应力为压力，从外围到中心压力值显示为从拉力到压力平滑过渡。细胞间质中含有胶原纤维，胶原纤维连接肿瘤细胞、宿主细胞以及成纤维细胞，因其自身具有较强的刚度，在组织中主要起到组织抗拉的作用。细胞间质中的透明质酸因其可以保持水分子，并且水分子不会被压缩，所以细胞间质同样为组织支撑起主要作用[123]。

3. 肿瘤内部的流体应力

肿瘤内部的流体力学问题主要涉及肿瘤内部血管的血流，包括血管内的流体压力、细胞间质的流体压力以及血液流动过程中产生的剪切应力[124]。同时肿瘤内部缺乏功能性完善的淋巴管排出细胞间质中多余的液体，因此肿瘤内部细胞间质的流体压力逐渐增大。

2.2　机械力信号传导

机械力信号传导指的是将机械力转换为电信号或其他形式的信号，以便进行测量和记录。在机械系统中，机械力是产生运动和形状变化的关键力量[125]，因此了解和掌握机械力信号传导是非常重要的。

常见的机械力信号传感器包括应变计、力传感器、压力传感器等[126]。应变计是最基本的机械力传感器之一，通过将受力物体表面的微小应变转换为电信号，来测量物体的应力和应变。力传感器通过使用弹性元件来测量物体所受的力，从而转换为电信号输出。压力传感器则是将压力转换为电信号，以测量介质内或介质表面的压力。

在实际应用中，机械力信号传导技术广泛应用于许多领域，例如工业自动化、汽车工业、医疗设备等。通过对机械力信号的测量和分析，可以实现对物体结构和材料性能的深入了解，从而更好地设计和控制机械系统的运行。

肿瘤细胞的机械力信号传导，是指肿瘤细胞通过与周围细胞和基质的机械力互作用，来调节其细胞外基质的生长、迁移和转化等生物学过程的信号传递机制[127]。

在肿瘤细胞的生长、迁移和转化等生物学过程中，肿瘤细胞会受到来自细胞外界的机械力的作用，这些力包括拉伸力、剪切力和压缩力等。这些力能够通过细胞膜上的受体，如整合素和其他细胞外基质受体，转化为细胞内的信号传递过程，这些信号包括细胞骨架的重组、细胞迁移、增殖和凋亡等。

具体来说，当肿瘤细胞受到机械力的作用时，其细胞骨架的重组会引起细胞内信号传递的改变。这些信号包括细胞骨架的改变、细胞迁移的启动、细胞增殖和凋亡等。另外，机械力也能够影响细胞外基质的生长和附着，进而影响肿瘤细胞的生长和转化。

总之，肿瘤细胞的机械力信号传导是一个复杂的过程，它涉及细胞膜、受体、细胞骨架、信号分子等多个因素的相互作用。了解肿瘤细胞的机械力信号传导机制，可以为癌症的治疗和预防提供新的思路和途径。

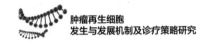
2.2.1 机械力信号传导的作用

机械力信号传导是指机械力作用于生物细胞时，细胞内外的分子和细胞骨架的结构和组织都会发生相应的变化，这些变化进而影响到细胞的功能和行为。在肿瘤细胞中，机械力信号传导的作用包括以下几个方面。

1. 细胞增殖

机械力信号可以通过影响细胞膜、细胞内骨架和信号传导通路等多种途径来调节肿瘤细胞的增殖。例如，当肿瘤细胞受到拉伸或压缩等机械力刺激时，可以激活多种信号通路，如 Rho GTPase 信号通路、Hippo 信号通路等，从而促进或抑制肿瘤细胞增殖。

机械力信号可以通过多种途径来调节细胞增殖。其中比较常见的途径包括：

（1）细胞外基质机械性质的改变。细胞外基质是一种由蛋白质和多糖组成的支架结构，可以提供机械支撑和刚度。当肿瘤细胞受到细胞外基质刚度的改变时，会引发细胞骨架的变化和信号通路的激活，从而影响细胞增殖。例如，研究表明，细胞外基质的刚度可以通过调节细胞内 Rho GTPase 信号通路的激活，来影响细胞增殖。

（2）细胞内骨架的重组。细胞内骨架是一种由微丝、微管和中间丝等组成的细胞结构，可以提供细胞形态的支持和运动的动力。当肿瘤细胞受到机械力刺激时，细胞内骨架会发生重组和变化，从而影响细胞增殖。例如，研究表明，机械力刺激可以通过调节肌动蛋白的聚合和解聚，来影响细胞的增殖。

（3）信号通路的激活。机械力信号可以通过激活多种信号通路，如 Rho GTPase 信号通路、Hippo 信号通路等，来影响细胞增殖。例如，当细胞受到机械力刺激时，可以激活 Rho GTPase 信号通路，从而促进细胞的增殖。

综上所述，机械力信号可以通过多种途径来调节细胞增殖。对于肿瘤细胞而言，机械力信号的调节作用可以影响肿瘤细胞的生长和扩散，从而对肿瘤的发生、发展和转移等方面产生重要的影响。

2. 细胞迁移和侵袭

机械力信号也可以通过影响细胞膜、细胞外基质和细胞骨架等多个途径，来调节肿瘤细胞的迁移和侵袭。例如，当肿瘤细胞与周围基质之间存在不平衡的机械力时，可以引发肿瘤细胞向机械力方向的迁移和侵袭。

机械力信号传导是细胞内外相互作用的重要方式之一，对细胞的生长、分化、迁移和侵袭等生物学过程具有重要影响。在肿瘤细胞中，机械力信号传导是调节肿瘤细胞迁移和侵袭的重要机制之一。下面将详细介绍机械力信号传导对肿瘤细胞迁移和侵袭的作用。

（1）机械力信号传导调节细胞形态和极性。

机械力信号可以通过细胞外基质的物理性质（如硬度和纤维方向等）或者细胞内的受力分布等方式，引起细胞内部分子的构象改变和骨架的重组，从而调节细胞的形态和极性。例如，当细胞受到机械力的刺激时，细胞会形成伪足等结构，增加细胞与基质的接触面积和牵引力，从而促进细胞的迁移和侵袭。此外，机械力信号还可以调节细胞内骨架的重组，如肌动蛋白的聚合和解聚以及微管的动态稳定等，从而调节细胞的形态和极性，影响细胞的迁移和侵袭。

（2）机械力信号传导影响细胞的黏附和膜流动性。

机械力信号可以影响细胞膜和细胞间质的物理性质，从而调节细胞的黏附和膜流动性，进而影响细胞的迁移和侵袭。例如，当细胞受到机械力的刺激时，细胞表面的受体分子和细胞间质中的分子将受到牵引力的影响，从而影响细胞与细胞、细胞与基质之间的黏附力。此外，机械力信号还可以影响细胞膜的流动性和胆固醇含量，进而影响细胞膜的形态和功能，从而影响细胞的迁移和侵袭。

（3）机械力信号传导调节信号通路和基因表达。

机械力信号传导可以通过影响细胞膜受体、胞内信号分子、细胞骨架等多个因素，调节信号通路和基因表达。以下是具体的作用机制。

① 激活信号通路。机械力信号可以通过激活多种信号通路来调节细胞行为，如 Rho GTPase 信号通路、PI3K-Akt 信号通路、MAPK 信号通路等。例如，

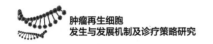
当细胞受到机械力刺激时，可以激活 Rho GTPase 信号通路，从而促进细胞的迁移和侵袭。

② 调节基因表达。机械力信号可以通过改变基因表达来影响细胞行为。例如，研究发现，机械拉伸可以通过改变细胞核内的染色质构象，进而影响基因的表达。此外，机械力信号还可以通过转录因子的调节，如 YAP/TAZ、NF-κB 等，来影响基因的表达。

③ 调节细胞骨架。机械力信号可以影响细胞骨架的组成和结构，进而影响信号通路的传导和基因的表达。例如，机械力信号可以促进细胞骨架的重组，从而激活 Rho GTPase 信号通路和 JNK 信号通路，进而促进细胞的迁移和侵袭。

④ 调节膜受体的表达和活性。机械力信号可以影响细胞膜上的受体的表达和活性，进而影响信号通路的传导和基因的表达。例如，机械拉伸可以通过增加 EGFR 的磷酸化水平，来影响 EGFR 信号通路的传导和基因的表达。

3. 细胞形态和结构

机械力信号还可以通过调节细胞骨架的组织和结构，来影响肿瘤细胞的形态和结构。例如，当肿瘤细胞受到外力作用时，会出现形态变化和细胞骨架的重构，从而改变肿瘤细胞的生长状态和形态特征。

机械力信号传导可以通过多种机制影响细胞形态和结构，包括改变细胞骨架、影响细胞黏附和分裂、影响细胞内蛋白质和细胞器的分布等。

（1）改变细胞骨架。细胞骨架是细胞内的一种重要支架结构，可以影响细胞形态和结构。机械力信号可以通过调节细胞骨架的组成和结构，来影响细胞形态和结构。例如，机械力信号可以激活 Rho GTPase 信号通路，从而促进肌动蛋白和微丝的聚合和重组，进而改变细胞形态和结构。

（2）影响细胞黏附和分裂。细胞黏附和分裂是细胞形态和结构的重要组成部分，机械力信号可以通过调节细胞黏附和分裂来影响细胞形态和结构。例如，机械力信号可以影响细胞外基质的刚度和黏附分子的表达，进而影响细胞黏附和分裂。

（3）影响细胞内蛋白质和细胞器的分布。机械力信号可以通过影响细胞膜、细胞骨架等结构，调节细胞内蛋白质和细胞器的分布，进而影响细胞形态和结构。例如，机械力信号可以影响细胞膜蛋白的聚集和排列，进而影响细胞内骨架蛋白的分布和排列。

综上所述，机械力信号传导可以通过多种机制影响细胞形态和结构，包括改变细胞骨架、影响细胞黏附和分裂、影响细胞内蛋白质和细胞器的分布等。这些机制可以通过激活不同的信号通路和调节不同的蛋白质和分子来实现。

4. 基因表达和转录调控

机械力信号还可以通过调节细胞核内的基因表达和转录调控，来影响肿瘤细胞的生物学行为。例如，当肿瘤细胞受到机械力刺激时，可以激活或抑制多种转录因子的表达和活性，从而调节肿瘤细胞的基因表达和转录调控。

机械力信号传导可以通过多种途径影响基因表达和转录调控。以下是几个常见的机械力信号传导途径。

（1）细胞外基质机械力信号传导。

细胞外基质的力学性质可以影响细胞形态、细胞间连接和基因表达。细胞外基质刚度的增加可以导致细胞形态改变和细胞内应力的增加，这可以激活细胞内的信号通路，如 YAP/TAZ、β-catenin 和 RhoA/ROCK 等，从而影响细胞核内的基因转录调控。例如，细胞外基质刚度增加可以促进 YAP/TAZ 的核定位，从而激活 TEAD 转录因子的转录活性，导致细胞内生长和增殖相关基因的表达增加。

（2）细胞内细胞骨架机械力信号传导。

细胞骨架是细胞内的一个网络结构，由微丝、微管和中间纤维组成。细胞骨架的力学性质可以影响细胞形态、细胞内应力和基因表达。例如，微丝捆绑蛋白如 α- 肌动蛋白可以将细胞骨架与细胞外基质连接起来，增加细胞内应力，从而激活细胞内信号通路，如 YAP/TAZ、MAPK 和 NF-κB 等，从而影响基因转录调控。例如，细胞应力可以激活 YAP/TAZ 的核定位和活性，从而影响基因表达。

（3）细胞间力信号传导。

细胞间连接可以通过力信号传导影响细胞形态、细胞间隙和基因表达。

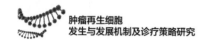
例如，细胞间紧密连接蛋白 ZO-1 可以通过连接钙离子通道和细胞骨架将机械信号传递到细胞内，从而影响基因转录调控。例如，细胞间连接可以影响小肠上皮细胞的极性和生长，这些过程涉及细胞间连接蛋白 ZO-1 和 E-cadherin 的机械信号传导。

总之，肿瘤细胞的机械力信号传导对于肿瘤生物学的理解和癌症治疗的研究具有重要意义，有望为未来的肿瘤治疗提供新的思路。

5. 机械力信号传导的作用的实例

在干细胞的研究中，如何维持多能干细胞的自我更新是研究的一个重要内容。此外，多能干细胞可定向诱导或自发分化，转变为组织特异类型细胞，如神经细胞、皮肤细胞或肌肉细胞。但长期以来，研究人员都是通过体外添加生长因子、小分子化合物来维持多能干细胞的多潜能状态，即便如此，在长期培养的过程中，干细胞还是会进入不同的分化阶段，呈现出不同的基因表达模式。因此，体外培养条件下如何长期、有效地维持多能干细胞的干性，仍然是一项值得深入研究的课题。近年研究表明，生物机械力及力学信号转导在胚胎发育、干细胞分化谱系命运的调控过程中发挥着很重要的作用，一些未分化细胞能够感知周围的生物力及力学信号的刺激，使其向特定方向分化。研究表明，通过细胞形态变化，基底硬度、基底几何结构变化以及对细胞施加各种生物机械外力刺激，对干细胞的增殖和分化命运具有重要的影响。

2.2.2 机械力信号传导的应用

肿瘤细胞的机械力信号传导是当前热门的癌症研究领域之一，其应用涉及多个方面，以下是其中几个应用。

1. 肿瘤诊断

研究发现，不同类型的肿瘤细胞对机械力信号的响应不同，因此可以利用肿瘤细胞机械力信号传导的特点进行癌症诊断。例如，通过测量肿瘤组织的弹性模量或者剪切模量等参数，可以鉴别不同类型的肿瘤细胞。

机械力信号传导在肿瘤诊断中的应用，主要是通过测量肿瘤组织的机械特性来识别和分类不同类型的肿瘤。以下是机械力信号传导在肿瘤诊断中的应用的一些例子。

（1）基质刚度测量。

基质刚度是指肿瘤组织中基质的刚度。测量肿瘤组织的基质刚度可以帮助诊断肿瘤类型，因为不同类型的肿瘤组织具有不同的基质刚度。例如，肿瘤组织中基质刚度的增加通常与肿瘤的恶性程度和转移风险增加有关。

（2）细胞迁移和侵袭能力测量。

肿瘤细胞的迁移和侵袭能力是肿瘤发展和转移的关键步骤。测量肿瘤细胞的机械特性，可以帮助评估其迁移和侵袭能力。例如，通过测量肿瘤细胞的刚度和柔软度可以确定其迁移和侵袭的能力。

（3）拉伸测量。

拉伸测量是一种测量组织的力学特性的方法。通过测量肿瘤组织的拉伸特性，可以识别不同类型的肿瘤。例如，在胃癌的诊断中，拉伸测量可以帮助区分不同类型的胃癌，并且可以预测其预后。

（4）感应力显微镜。

感应力显微镜是一种测量细胞和组织力学特性的高分辨率显微镜，它可以帮助评估肿瘤组织中的细胞刚度和柔软度，并且可以区分不同类型的肿瘤。

总之，机械力信号传导在肿瘤诊断中的应用，可以提供关于肿瘤组织和细胞的机械特性的信息，有助于诊断和分类不同类型的肿瘤，并且可以为治疗策略的制订提供重要的信息。

2. 肿瘤治疗

肿瘤细胞的机械力信号传导，可以通过干扰肿瘤细胞与周围基质的相互作用来治疗癌症。例如，通过调节基质刚度、抑制肿瘤细胞表面受体等方式，可以抑制肿瘤细胞的增殖和转移。

机械力信号传导在肿瘤治疗中的应用主要涉及三个方面：一是利用机械力信号对肿瘤细胞进行定位和识别；二是利用机械力信号调节肿瘤细胞的生

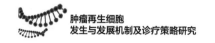

长和迁移；三是利用机械力信号辅助肿瘤治疗，如放疗和化疗等。以下是具体的描述。

（1）靶向治疗：机械力信号可以用于靶向治疗。例如，磁性纳米粒子可以通过外加磁场定向聚集在肿瘤细胞上，从而抑制肿瘤细胞的生长和迁移。此外，利用机械力信号定位肿瘤细胞，可以精确地将治疗药物送到肿瘤部位，从而减少对正常细胞的损伤。

（2）细胞力学：机械力信号可以通过细胞力学调节肿瘤细胞的生长和迁移。例如，调节细胞外基质的硬度，可以控制肿瘤细胞的行为，阻断其生长和迁移。此外，机械力信号还可以通过力学伸展治疗来刺激肿瘤细胞的凋亡，促进肿瘤的治疗。

（3）神经元调控：机械力信号可以通过神经元调控来治疗肿瘤。例如，神经元可以通过调节肿瘤细胞的生长和迁移来治疗肿瘤。此外，利用机械力信号刺激神经元的活性，可以增强免疫系统的抗肿瘤能力。

（4）免疫疗法：机械力信号可以用于免疫疗法。例如，机械力信号可以调节肿瘤细胞和免疫细胞之间的相互作用，增强免疫细胞对肿瘤细胞的攻击力。此外，利用机械力信号激活 T 细胞的免疫应答，可以提高免疫疗法的治疗效果。

（5）精准治疗：机械力信号可以用于精准治疗。例如，利用机械力信号对肿瘤细胞进行定位和识别，可以精确地将治疗药物送到肿瘤部位，从而减少对正常细胞的损伤。此外，利用机械力信号进行精准外科手术，可以精确地切除肿瘤组织，减少手术创伤和恢复时间。

3. 肿瘤药物筛选

肿瘤细胞机械力信号传导可以影响肿瘤细胞的药物敏感性。因此，可以利用机械力信号传导来筛选肿瘤细胞的敏感性和抗药性，优化肿瘤治疗方案。

机械力信号传导可以用于肿瘤药物筛选，以评估药物对肿瘤细胞的杀伤作用和药物敏感性。这种方法可以更准确地反映肿瘤细胞的生物学行为和药物敏感性，相比于传统的细胞培养和动物试验，具有更高的可重复性和预测性。

下面是一般的肿瘤药物筛选流程。

（1）选择合适的细胞模型。

首先需要选择合适的肿瘤细胞模型，例如肿瘤细胞株或原代肿瘤细胞，以及正常细胞对照。这些细胞需要与机械力信号的作用有关，例如可以选择具有明显的细胞凋亡、增殖和迁移反应的细胞系。

（2）应用机械力信号。

将细胞培养在机械力信号下，通常采用生物力学装置（如牵引力、压缩力、剪切力等），以模拟体内的生理和病理状态。机械力信号的强度、频率和持续时间可以根据具体需求进行调节。

（3）加入药物。

在机械力信号作用下，向细胞培养基中添加药物，用于评估药物的杀伤作用和药物敏感性。药物可以是已知的抗肿瘤药物或候选药物。

（4）评估药物效果。

使用各种生物学方法，如细胞活力检测、凋亡检测、细胞周期分析、细胞迁移和侵袭分析等，对细胞进行评估。对药物的药效学特征进行评估，比如药物的 IC50、IC90 值等。通过比较不同实验条件下的细胞反应，可以评估药物的杀伤作用和药物敏感性，并得出药物筛选的结果。

总的来说，机械力信号传导可以提供一种更为真实的模拟肿瘤细胞的生物学特性和药物敏感性，这种方法可以为新型抗肿瘤药物的发现和临床应用提供更为准确的参考。

4. 人工组织工程

人工组织工程是利用细胞和生物材料构建组织的一种方法。肿瘤细胞的机械力信号传导可以用于设计和构建更加生物相似的人工组织，进而用于医学治疗和再生医学研究。

肿瘤细胞的机械力信号传导可以用于构建人工组织，以模拟肿瘤的生长和转移过程。构建人工组织需要准备细胞和细胞外基质，并使用生物力学装置模拟机械力信号。下面是一般的构建人工组织流程。

（1）准备肿瘤细胞。

首先需要选择合适的肿瘤细胞株并进行培养。在培养过程中，可以利用

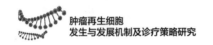
不同的培养基、血清和其他生长因子来控制细胞的生长和分化状态。同时，可以对细胞进行转染、药物处理等操作，以控制细胞的特定功能和表达。

（2）准备细胞外基质。

细胞外基质是构建组织工程的重要组成部分，可以提供细胞生长和分化所需的支撑和信号。常用的细胞外基质材料包括胶原蛋白、明胶、玻璃纤维等。在制备细胞外基质时，需要考虑其生物相容性、生物降解性、力学特性等因素，以及与肿瘤细胞相应的生长和转移特性。

（3）模拟机械力信号。

为了模拟肿瘤细胞在体内的生长和转移过程，需要使用生物力学装置模拟机械力信号。常用的生物力学装置包括牵引力装置、压缩装置、剪切装置等。可以通过调节装置的强度、频率和持续时间等参数，模拟不同的机械力信号。

（4）构建人工组织。

将肿瘤细胞和细胞外基质混合后，使用生物力学装置施加机械力信号，以促进细胞的生长和分化。随着时间的推移，肿瘤细胞会形成类似于体内的人工组织。可以使用多种生物学方法，如细胞活力检测、组织切片、免疫组化等，对构建的人工组织进行评估和分析。

总之，肿瘤细胞的机械力信号传导在医学和生物学领域中具有广泛的应用前景，其研究将有助于促进癌症治疗和组织工程等领域的发展。

2.3 生物力诱导肿瘤再生细胞形成

2.3.1 生物力学和肿瘤再生细胞

1. 什么是生物力学

生物力学是研究生物体和生物系统的力学性质和行为的学科。简单来说，它是研究生物系统在力学作用下的行为、运动和变形的学科。

生物力学的研究范围包括各种生物体和生物系统，从单细胞、组织、器官，到整个生物体和生物群体。生物力学可以帮助我们理解生物系统的机制，以及生物体内部分子、细胞、组织和器官的相互作用。

生物力学涉及的概念和理论主要来自物理学和工程学，例如牛顿力学、流体力学、弹性力学、材料力学等。生物力学的研究方法包括理论模型、数值模拟、实验测量和成像技术等。

在生物医学领域，生物力学的研究对于理解疾病的发生和发展、研发新型的治疗方法具有重要的意义[128]。例如，在癌症研究中，生物力学可以帮助我们了解肿瘤细胞的生长、分化和扩散机制，以及肿瘤细胞与其周围组织的相互作用，为研发新型的癌症治疗方法提供重要的理论和实验基础。

2. 生物力学如何影响肿瘤再生细胞

生物力学可以通过多种途径影响肿瘤起始细胞（Tumor-Initiating Cells, TICs），包括机械力信号、细胞外基质（Extracellular Matrix, ECM）的刚度和排列方式、血管和淋巴管的形态和机能等。

首先，机械力信号可以通过细胞外基质（ECM）和细胞内的结构蛋白（如肌动蛋白和微管）等介导，影响肿瘤细胞的生长、分化和转移。机械力信号的变化可以调节肿瘤细胞的信号通路，如细胞凋亡、增殖和迁移等，从而影响肿瘤的形成和发展。例如，过高的切向张力和刚性的基质环境，会诱导肿瘤再生细胞的增殖和转移，并使肿瘤细胞变得更具有侵袭性和浸润性。

其次，细胞外基质的刚度和排列方式也可以影响肿瘤再生细胞的行为。与正常组织相比，肿瘤组织的 ECM 刚度和排列方式发生了改变，这种改变会直接影响肿瘤再生细胞的信号通路和细胞行为，从而影响肿瘤的发展。例如，较硬的 ECM 可以促进肿瘤再生细胞的增殖和转移，而较软的 ECM 则会抑制这些过程。

最后，血管和淋巴管的形态和机能也会影响肿瘤再生细胞的生长和转移。在肿瘤组织内，血管和淋巴管的形态和机能通常受到 ECM 和机械力信号的影响。这些改变会直接影响肿瘤再生细胞的供血和营养物质的获取，从而影响肿瘤的生长和转移。

总之，生物力学可以通过多种途径影响肿瘤再生细胞的行为和肿瘤的形成和发展。研究生物力学对肿瘤再生细胞的影响，有助于我们深入了解肿瘤的发生和发展机制，并为制订新型的癌症治疗策略提供理论和实验基础。

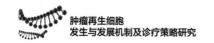

2.3.2　细胞受力和生物力学信号传导

细胞受力和生物力学信号传导，是指细胞受到外部力学力量的作用，通过一系列的信号传导机制，从而调控细胞的形态、生长、分化和迁移等生物学过程。这种力学信号传导机制是生物学中的重要分支，被称为生物力学或细胞力学。

1. 细胞受力的机制

细胞受力是指细胞在生理或病理过程中，受到外部物理力学因素的作用而产生的变形或运动[130]。细胞受力的机制主要包括以下几个方面：

（1）细胞外基质支撑。细胞外基质是细胞周围的一种复杂结构，包括各种不同的分子和蛋白质，如胶原蛋白、弹性蛋白、纤维连接蛋白等。这些分子能够支撑细胞，并对细胞外力进行反应和传递。

（2）细胞质骨架。细胞质骨架是由微观管、微观丝和中间丝等多种不同的细胞质组分组成的，可以提供细胞的形态和结构支持。在细胞受到外力作用时，细胞质骨架可以通过各种信号通路调节其结构和功能，从而影响细胞的反应和调节。

（3）细胞膜张力。细胞膜是由磷脂双层和一些膜蛋白组成的，具有半透性和结构稳定性。当外部力作用于细胞膜时，细胞膜张力会发生改变，这种改变可以影响到细胞的活动，如细胞迁移、细胞增殖等。

（4）胞内信号通路。细胞受到外力刺激后，会通过多种信号通路转导和传递这些信息，如细胞外基质接受器、酪氨酸激酶等，最终导致细胞内的反应和调节。

总之，细胞受力的机制是一个复杂的过程，涉及多个细胞结构和分子机制的相互作用。细胞能够适应外部环境的变化，并通过这些机制来维持其结构和功能的稳定性。

2. 生物力学信号传导的机制

生物力学信号传导是指机械力学作用于细胞和组织的过程，包括信号的产生、传递和响应[131]。其机制主要包括以下几个方面：

（1）细胞表面受体。细胞表面受体是指位于细胞膜上的一类蛋白质，能够感知机械力学信号并转换为化学信号，如整合素、膜接触蛋白等。这些受体通过形成信号复合物来转导信号。

（2）细胞内信号传导途径。当细胞受到机械力学刺激时，受体会结合细胞内信号传导途径中的一些蛋白质，如酪氨酸激酶、RhoA 等，从而激活下游的信号通路，如磷酸化酶、转录因子等。这些信号通路可以调节细胞的形态、生长、增殖和凋亡等。

（3）细胞骨架重构。机械力学刺激能够影响细胞质骨架的结构和功能，进而影响细胞形态和力学特性。例如，拉伸力能够引起细胞质骨架的重构和动态调节，使细胞发生形态变化和向拉伸方向迁移。

（4）胞外基质重构。机械力学信号还能够影响细胞外基质的结构和功能，如胶原蛋白、弹性蛋白等。这些细胞外基质可以与细胞表面的受体结合，并激活下游的信号通路，从而影响细胞形态和生长。

总之，生物力学信号传导是一个复杂的过程，涉及多个细胞结构和分子机制的相互作用。这种信号传导机制对于维持细胞和组织的结构和功能非常重要，同时也与多种疾病的发生和发展密切相关。

3. 生物力学信号如何调节细胞的行为和功能

生物力学信号能够调节细胞的行为和功能，例如细胞的形态、生长、增殖、分化和凋亡等。以下是细胞如何受到生物力学信号调节的一些具体机制。

（1）调节细胞骨架。生物力学信号能够影响细胞质骨架的结构和功能，进而调节细胞形态和力学特性。例如，拉伸力能够引起细胞质骨架的重构和动态调节，使细胞发生形态变化和向拉伸方向迁移。

（2）调节细胞黏附。生物力学信号能够影响细胞与基质的黏附，进而影响细胞的形态和迁移能力。例如，拉伸力能够增强细胞与基质的黏附，从而促进细胞向拉伸方向的迁移。

（3）调节细胞信号通路。生物力学信号能够影响细胞内的信号通路，进而调节细胞的生长、增殖和凋亡等行为。例如，拉伸力能够激活下游的信号

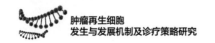
通路，如 RhoA、MAPK 等，从而促进细胞增殖和存活。

（4）调节细胞核内基因表达。生物力学信号能够影响细胞核内的基因表达，进而调节细胞分化和功能。例如，拉伸力能够调节细胞内的转录因子和核糖体 RNA 合成，从而影响细胞的分化和功能。

生物力学信号是一种重要的调节细胞行为和功能的机制。通过影响细胞内的结构、信号通路和基因表达等方面，生物力学信号能够调节细胞的生长、分化、增殖和凋亡等行为，从而影响组织和器官的结构和功能。

2.3.3　生物力学诱导肿瘤再生细胞形成的机制

1. 生物力学调控细胞增殖

生物力学可以通过多种途径影响细胞增殖，包括改变细胞周围的刚度环境、应用牵拉力或挤压力、拉伸应力以及流体力学环境等。以下是生物力学对细胞增殖的影响的一些具体例子。

（1）刚度：细胞周围的刚度环境可以影响细胞增殖。一些研究表明，细胞在较硬的基质上增殖更快，而在较软的基质上增殖较慢。这是因为较硬的基质会使细胞产生更多的张力和应力，从而激活细胞内的信号通路，促进细胞增殖。

（2）牵拉力或挤压力：应用恒定的牵拉力或挤压力可以促进细胞增殖。这是因为这些力量会激活细胞内的信号通路，如 Hippo 信号通路，进而促进细胞增殖。

（3）拉伸：拉伸应力可以影响细胞的形态和结构，并影响细胞内信号传导的速率和强度。拉伸应力也可以影响 DNA 复制的速率，从而影响细胞的增殖速度。

（4）流体力学：流体力学环境可以影响细胞的形态和运动，并影响细胞的增殖。例如，一些研究表明，血流的剪切力可以通过影响细胞内的信号传导和基因表达，从而影响肿瘤细胞的增殖。

生物力学可以通过多种途径影响细胞增殖，这些途径包括改变细胞周围的刚度环境、应用牵拉力或挤压力、拉伸应力以及流体力学环境。这些机制的详细研究有助于深入理解生物系统的复杂性，并为治疗许多疾病提供新的治疗策略和方法。

2. 生物力学调控细胞凋亡

细胞凋亡是一种重要的细胞死亡过程，其产生受到多种因素的调节，包括生物力学刺激。下面将详细描述生物力学对细胞凋亡的作用。

（1）拉伸应力：细胞受到外界的牵拉或拉伸应力，会引起细胞形态和信号传导通路的改变，从而影响细胞凋亡的发生。研究表明，细胞在受到一定程度的牵拉应力后，会通过调节细胞外基质和胞内骨架蛋白的重组，从而激活机械信号传导通路，进而导致凋亡的发生。

（2）压力：细胞受到外界的压力刺激，如压力突然增大或减小，会引起细胞内外环境的改变，从而影响细胞凋亡的发生。研究表明，外界压力作用下，细胞的形态和骨架结构发生变化，导致细胞内信号通路的改变，进而引发凋亡反应。

（3）剪切力：细胞受到外界的剪切力刺激，会引起细胞内部信号通路的改变，从而影响细胞凋亡的发生。研究表明，细胞受到剪切力作用后，会引起细胞骨架的重构，从而导致细胞内信号通路的改变，促使细胞凋亡的发生。

（4）振动：细胞受到外界的振动刺激，会引起细胞内部信号通路的改变，从而影响细胞凋亡的发生。研究表明，细胞在受到振动刺激后，会引起细胞内信号通路的改变，使细胞进入凋亡通路。

3. 生物力学对细胞分化和转移的影响

细胞分化和转移是生物体发育和组织修复的重要过程，而这些过程受到生物力学的影响。以下是生物力学对细胞分化和转移的影响的详细描述。

（1）细胞形态的变化：生物力学可以改变细胞形态，从而影响细胞分化和转移。例如，细胞在不同的外力作用下，如剪切力、拉伸力和压缩力等，会呈现不同的形态。这些不同的形态可以影响细胞信号传导、基因表达和细胞命运决定。

（2）紧张力的作用：细胞内外的紧张力可以影响细胞内的信号传导和细胞外基质的结构和组成，从而影响细胞分化和转移。例如，在肌肉细胞的发育过程中，紧张力可以促进肌肉细胞的分化和生长。

（3）细胞与基质的相互作用：基质是细胞分化和转移的重要因素之一。细胞通过与基质相互作用来感知和响应生物力学信号。这些信号可以影响细胞内的信号传导和基因表达，从而影响细胞命运决定。

（4）细胞间的相互作用：细胞间的相互作用也可以影响细胞分化和转移。例如，细胞之间的紧密连接可以影响细胞的形态和信号传导，从而影响细胞分化和转移。

（5）力学环境的变化：生物力学环境的变化也可以影响细胞分化和转移。例如，细胞在不同的刚度和弹性模量的基质中会表现出不同的细胞行为，从而影响细胞分化和转移。

生物力学可以通过影响细胞形态、紧张力、基质和细胞间相互作用以及力学环境的变化，来影响细胞分化和转移。这些影响可以通过改变细胞内信号传导和基因表达来实现。

2.3.4　生物力学诱导肿瘤再生细胞形成的应用

生物力学诱导肿瘤再生细胞形成是一种新兴的治疗方法，该方法利用机械力量来激活细胞内的信号通路，促进肿瘤细胞再生为正常细胞，从而达到治疗肿瘤的目的。该方法在肿瘤治疗领域具有广泛的应用前景。

1. 生物力学在癌症治疗中的作用

生物力学在癌症治疗中的作用是通过应用机械力量来影响癌细胞的生长和转化为正常细胞，从而抑制肿瘤的发展和扩散。以下是详细描述生物力学在癌症治疗中的作用。

（1）细胞外基质力学：生物力学可以影响细胞外基质的力学性质，从而影响癌细胞的生长和转化为正常细胞。例如，通过改变细胞外基质的刚度和形态，可以影响细胞外基质与癌细胞之间的相互作用，从而抑制癌细胞的生长和转化为正常细胞。

（2）细胞内力学：生物力学可以影响细胞内的力学性质，从而影响癌细胞的生长和转化为正常细胞。例如，通过应用机械拉伸、压力等力学刺激，可以改变细胞内信号通路的活性和调控，从而促进癌细胞转化为正常细胞。

（3）生物力学诱导肿瘤再生细胞形成：生物力学诱导肿瘤再生细胞形成是一种利用机械力量来激活细胞内信号通路，促进肿瘤细胞再生为正常细胞的治疗方法。该方法通过机械力量的作用，可以抑制肿瘤的生长和扩散，同时促进癌细胞转化为正常细胞。

（4）磁性力学：磁性力学是一种利用磁场和机械力量来影响细胞的治疗方法。该方法可以影响细胞内的信号通路和代谢，从而促进癌细胞转化为正常细胞，抑制肿瘤的生长和扩散。

综上所述，生物力学在癌症治疗中的作用是通过应用机械力量来影响癌细胞的生长和转化为正常细胞，从而抑制肿瘤的发展和扩散。生物力学的应用包括影响细胞外基质和细胞内的力学性质、生物力学诱导肿瘤再生细胞形成和磁性力学等方法。

2. 生物力学诱导肿瘤再生细胞形成的潜在治疗方法

生物力学诱导肿瘤再生细胞形成是一种利用机械力量来激活细胞内信号通路，促进肿瘤细胞再生为正常细胞的治疗方法。该方法的潜在治疗方法包括以下几种。

（1）应用机械力量：机械力量可以通过牵引、挤压、拉伸等方式施加在肿瘤细胞上，从而激活细胞内的信号通路，促进肿瘤细胞再生为正常细胞。机械力量的应用方式包括机械挤压、牵引力、拉伸等。

（2）应用化学物质：化学物质可以促进机械力量的作用，增强机械力量对肿瘤细胞的刺激效果，从而促进肿瘤细胞再生为正常细胞。化学物质的应用包括细胞外基质刚度调节剂、药物和生物分子等。

（3）应用电磁力：电磁力可以通过改变细胞内离子通道的活性，从而激活细胞内的信号通路，促进肿瘤细胞再生为正常细胞。电磁力的应用包括电磁刺激、磁力刺激等。

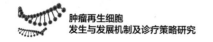
（4）应用光学力：可以通过施加光学力来改变细胞的形态和结构，从而激活细胞内的信号通路，促进肿瘤细胞再生为正常细胞。光学力的应用包括激光切割、光学推力等。

生物力学诱导肿瘤再生细胞形成的潜在治疗方法包括应用机械力量、化学物质、电磁力和光学力等方法，通过激活细胞内的信号通路，促进肿瘤细胞再生为正常细胞，从而抑制肿瘤的发展和扩散。但是，该方法在临床应用中仍需进一步研究和验证其安全性和有效性。

3. 生物力学在肿瘤干细胞治疗中的应用

生物力学在肿瘤干细胞治疗中可以提供重要的信息和指导，帮助确定最佳的治疗方案，并提高治疗的效果。生物力学在肿瘤干细胞治疗中可以发挥多种作用：

（1）评估干细胞的活性和成熟程度。通过测量肿瘤干细胞的力学性质，如细胞硬度、弹性、变形和黏附性，可以评估干细胞的成熟程度和活性。这有助于选择最合适的干细胞治疗方案，并更好地了解治疗的效果和副作用。

（2）研究细胞和微环境之间的相互作用。生物力学可以用来模拟肿瘤组织中的微环境，例如组织刚度和细胞间的相互作用。这可以帮助研究肿瘤干细胞的行为和反应，包括干细胞在微环境中的移动和迁移、干细胞与周围细胞的相互作用等。这些信息可以帮助开发更有效的干细胞治疗方案。

（3）改善干细胞的分化和生长。肿瘤组织的刚度会影响肿瘤干细胞的增殖和分化。通过调节肿瘤组织的刚度，可以调节肿瘤干细胞的活性和分化程度，进而提高治疗效果。例如，使用低刚度的基质可以促进肿瘤干细胞的分化，从而减少其生长和扩散能力。

（4）模拟和预测干细胞的行为和反应。通过使用生物力学模拟技术，可以模拟肿瘤干细胞在不同的微环境中的行为和反应。这可以预测干细胞的运动和迁移路径，并研究细胞和微环境之间的相互作用。这些信息可以帮助确定最佳的干细胞治疗方案，并预测干细胞治疗的效果。

2.3.5　结论与展望

1. 生物力学对肿瘤再生细胞的作用机制总结

生物力学是研究生物系统内力学现象和过程的学科，它在肿瘤再生细胞的研究中起到了重要作用。肿瘤再生细胞是一种能够自我更新、分化成多种细胞类型和引起肿瘤形成的细胞群体，它们在生长和分化过程中受到力学刺激的调节。以下是生物力学对肿瘤再生细胞作用机制的总结。

（1）压力力学调节细胞增殖和分化。细胞外基质中的力学信号可以通过细胞膜传递到细胞内，调节肿瘤再生细胞的增殖和分化。例如，压力应力可以促进细胞增殖和自我更新，而剪切力应力可以促进细胞分化。

（2）微环境力学影响细胞行为。肿瘤再生细胞的生长和分化受到细胞周围环境的影响，包括细胞外基质的刚度、孔隙度、纤维结构等。细胞的力学环境可以影响其迁移、侵袭和转移能力，从而影响肿瘤的生长和转移。

（3）细胞力学信号调节细胞命运。细胞力学信号可以通过细胞膜传递到细胞内，影响细胞的命运，包括增殖、分化、凋亡等。例如，高频率的机械振动可以促进肿瘤再生细胞的凋亡，从而抑制肿瘤生长。

（4）细胞力学与细胞周期相关。肿瘤再生细胞的增殖和分化受到细胞周期的调控。细胞周期中的不同阶段对应着不同的细胞力学特征，例如，细胞在有丝分裂前期会发生形态变化、核形态发生变化等，这些变化与细胞的力学性质密切相关。

生物力学通过调节肿瘤再生细胞的增殖、分化、命运等方面的机制，对肿瘤再生细胞的生长和转移产生了重要影响。因此，研究肿瘤再生细胞的生物力学特征，对于肿瘤治疗具有重要的指导意义。

2. 生物力学在肿瘤治疗中的前景和挑战

生物力学是研究生物体力学特性和运动学原理的学科。在肿瘤治疗中，生物力学可以用于优化治疗方案，评估治疗效果，以及了解癌细胞在机械刺激下的行为和反应。然而，生物力学在肿瘤治疗中的应用仍面临一些挑战和限制。

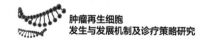

前景：

（1）优化治疗方案。生物力学可以用于评估不同治疗方案的效果，如放疗、化疗和手术等，以优化治疗计划，提高治疗效果。

（2）评估治疗效果。生物力学可以通过评估肿瘤组织的机械特性和力学响应来监测肿瘤治疗的效果，提高治疗监控的准确性和精度。

（3）了解癌细胞的行为和反应。生物力学可以揭示癌细胞在机械刺激下的行为和反应，为癌症的病理机制研究提供重要信息，有助于发现新的治疗方法和靶点。

挑战：

（1）测量技术的限制。生物力学需要对生物组织进行力学性质的测量，但由于生物组织的异质性、非线性和可塑性等特点，其力学性质的测量仍然存在困难和挑战。

（2）模型的复杂性。生物体内的生物力学模型具有很高的复杂性，需要考虑多种因素和交互作用，如组织的形态、结构、刚度和黏度等，因此需要建立更加准确和可靠的模型，才能更好地应用于肿瘤治疗中。

（3）数据的缺乏。目前生物力学在肿瘤治疗中的应用还相对较新，缺乏足够的数据支持。因此，需要进一步研究和实验来收集更多的数据，并建立更加完善的理论和模型。

2.4 肿瘤再生细胞力学信号传导通路

肿瘤再生细胞是一种具有高度自我更新和分化能力的细胞，它们可以通过不同的机制在体内不断增殖和生长形成肿瘤[132]。细胞力学信号传导通路涉及许多因素，包括细胞外基质的刚度、细胞膜的张力、细胞 - 细胞之间的相互作用等。这些因素能够影响细胞内的信号传导通路，从而影响细胞的增殖、分化和生长。下面是一些可能参与肿瘤再生细胞力学信号传导通路的因素。

（1）细胞外基质的刚度：细胞外基质的刚度可以影响细胞形态和分化。

肿瘤再生细胞可以通过改变细胞外基质的刚度来调节其增殖和分化。例如，当细胞外基质过度刚硬时，肿瘤再生细胞会增加其细胞内的张力，促进细胞的增殖和转化。

（2）细胞膜的张力：细胞膜的张力是细胞内信号传导的关键因素之一。肿瘤再生细胞可以通过调节细胞膜的张力来影响其生长和增殖。例如，当肿瘤再生细胞表面的细胞膜张力升高时，细胞的增殖和生长速率也会增加。

（3）细胞 - 细胞相互作用：肿瘤再生细胞可以通过相互作用来调节其增殖和转化。例如，在一个肿瘤中，肿瘤再生细胞之间的相互作用可以导致一些肿瘤细胞的增殖和生长，而另一些肿瘤细胞则会被抑制。

（4）细胞内信号传导通路：细胞内信号传导通路可以直接或间接地影响肿瘤再生细胞的增殖和转化。例如，细胞外基质刚度可以通过激活 Rho GTP 酶和 mTOR 信号通路，来促进肿瘤再生细胞的增殖和生长。

总之，肿瘤再生细胞力学信号传导通路是肿瘤形成和发展的重要机制之一。通过对肿瘤再生细胞力学信号传导通路的深入研究，我们可以更好地理解肿瘤再生细胞的生物学行为和分子机制，为肿瘤治疗的研究提供新的思路和方法。一些治疗肿瘤的药物也可以针对肿瘤再生细胞的力学信号传导通路进行设计和开发。例如，一些针对 Rho GTP 酶、mTOR 和细胞外基质刚度的药物已经在临床试验中显示出很好的治疗效果。因此，深入研究肿瘤再生细胞力学信号传导通路，对于开发新的治疗肿瘤的策略和药物具有重要的意义。

2.4.1　细胞骨架和力学信号传导通路的概述

细胞骨架是由多种不同的蛋白质分子构成的复杂网络结构，它在细胞中起到维持形态、支持机械强度、参与信号传导等多种功能。细胞骨架的主要组成部分包括微管、中间纤维和微丝。微管是由 α、β 两种类型的微管蛋白亚基组成的管状结构，主要参与细胞的架构和细胞器的定位和运输；中间纤维主要由角蛋白组成，参与细胞的力学强度和保护细胞器；微丝则由肌动蛋白和其他辅助蛋白质组成，主要参与细胞的收缩和运动。

细胞骨架的形态和功能受到多种细胞内和外界的信号调控，其中机械信号是最常见的调节因素之一。机械信号包括拉伸、压力、剪切等，它们能够改变细胞骨架的形态和结构，从而影响细胞的生物学行为。在细胞骨架的力学信号传导通路中，细胞骨架和细胞外基质之间的相互作用是一个关键环节。细胞外基质和细胞膜之间的跨膜蛋白如整合素能够与细胞骨架中的肌动蛋白等结合，从而通过力学信号传导通路，将外界的机械信号转导到细胞内，并影响细胞的生理功能。

此外，细胞骨架和力学信号传导通路还与多种疾病相关。例如，细胞骨架的缺陷会导致神经元的功能紊乱和神经系统疾病的发生；力学信号传导通路的异常则会引起肌肉萎缩、肿瘤的发生和转移等多种疾病。因此，深入研究细胞骨架和力学信号传导通路的机制和调控，对于揭示细胞的生物学行为和相关疾病的发生机制具有重要的意义。在细胞骨架和力学信号传导通路中，还有许多重要的分子和机制参与其中。

例如，肌动蛋白是细胞骨架中的重要成分之一，它通过与其他蛋白质相互作用，在细胞运动、肌肉收缩和细胞形态维持等方面起到重要作用。肌动蛋白还能够参与细胞和细胞外基质之间的相互作用，并通过这种作用调节细胞的力学信号传导通路。

除了肌动蛋白，细胞骨架中还有其他一些重要的蛋白质，例如微管相关蛋白、中间纤维相关蛋白等，它们都参与了不同类型细胞的形态维持和机械强度的维持等生物学过程。在力学信号传导通路中，细胞外基质与细胞膜之间的跨膜蛋白如整合素是一个重要的组成部分。整合素通过与肌动蛋白等蛋白白相互作用，能够感知和传递外界的机械信号。一些细胞外基质分子也能够直接影响细胞的力学性质，例如在肿瘤细胞中，紧密连接蛋白（Focal Adhesion Kinase，FAK）能够增强细胞对机械刺激的响应。

总之，细胞骨架和力学信号传导通路是一个复杂而重要的细胞生物学领域，它们在细胞形态维持、细胞运动、信号传导、细胞分裂等方面都扮演着重要角色。细胞骨架是细胞内的支架系统，由微丝、中间纤维和微管等多种蛋白质纤维组成。它们能够维持细胞的形态，参与细胞的运动和定向、细胞间的相互作用以及细胞内的物质输运等生命活动。细胞骨架的重要性在于它们不仅支撑细胞形态，而且参与了细胞的生命活动。

力学信号传导通路是指细胞内的一系列蛋白质信号转导和传递的过程，能够将细胞外的机械刺激转化为细胞内的化学信号。这些通路能够影响细胞的形态和功能，例如调节细胞运动、增强或抑制细胞分裂、参与细胞凋亡等生理过程。力学信号传导通路在细胞生物学中具有重要的作用，因为它们能够将机械信号转换为化学信号，并且在细胞生命活动中扮演着关键的角色。

2.4.2　磷酸化和蛋白酶的作用

在蛋白激酶／磷酸酶被发现的初期，人们并没有意识到蛋白激酶／磷酸酶与疾病之间的广泛关联性。1978 年第一个致癌基因劳斯氏肉瘤病毒（Rous sarcoma virus，v-Src）的转化因子被证实是一种蛋白激酶。1981 年发现 PKC 可以被促进肿瘤发生的佛波酯（PMA）激活。这些发现证明了蛋白质磷酸化在疾病发生中的重要作用，也拉开了以蛋白激酶／磷酸酶为靶点的药物开发的序幕。

蛋白磷酸化是一种调节众多细胞生理过程的翻译后修饰方式，调控细胞内多种信号通路。蛋白质磷酸化是一个可逆的动态过程，受到蛋白激酶（protein kinases）和磷酸酶（phosphatases）的竞争活性调节。磷酸化和去磷酸化常常是激活关键调控蛋白和控制信号通路传导的开关。一旦磷酸化过程发生异常，相关信号通路会出现功能失调。因此，蛋白质磷酸化的异常与多种类疾病的发生存在关联性，从癌症到炎症性疾病、糖尿病、传染病、心血管疾病等。目前，大量的蛋白激酶和磷酸酶已经成为了药物开发的热门靶点。

蛋白激酶水解三磷酸腺苷（ATP），并将 ATP 末端磷酸基团（PO_4）转移到多种氨基酸残基的羟基上，从而将蛋白质从疏水性修饰为亲水性，磷酸化的氨基酸可与其他蛋白质相互作用，进而对蛋白复合物进行组装和去组装。

在真核生物中，磷酸化作用主要发生在丝氨酸、苏氨酸和酪氨酸残基上。大多数激酶同时作用于丝氨酸和苏氨酸（称为丝氨酸／苏氨酸激酶，Protein Serine/ threonine Kinases，PSKs）。PSKs 种类较多，包括蛋白激酶 A（Protein

Kinase A，PKA），蛋白激酶 C（Protein Kinase C，PKC），钙 / 钙调素依赖性蛋白激酶（Calcium/calmodulin dependent protein kinase，CaMK），G 蛋白偶联受体激酶，cGMP 依赖性蛋白激酶等。相对而言，作用于酪氨酸残基的酪氨酸激酶（Protein Tyrosine Kinases，PTKs）比较少见，PTKs 以表皮生长因子受体（Epidermal Growth Factor eceptor，EGFR）家族为典型代表。在原核生物中，最常见的磷酸化残基则是组氨酸和天冬氨酸。蛋白激酶具有相似的三维催化结构域。这个催化结构域由 250 ~ 300 个氨基酸组成，包括 2 个亚结构域、N 端和 C 端、N 端和 C 端通过肽支架连接，两者之间形成一个深的凹槽，可以与肽底物和一个 ATP 分子结合。此外，蛋白激酶还具有非催化结构域，允许底物的附着和其他信号蛋白的募集。

蛋白激酶磷酸化可能触发构象的转换，导致蛋白的激活或失活。由磷酸化引起构象变化的一个经典例子是糖原磷酸化酶。糖原磷酸化酶非活化状态和活化状态的转变由一个 Ser14 残基的磷酸化引发。糖原磷酸化酶参与糖原分解过程，其磷酸化的异常会造成血糖水平异常，促进糖尿病的发生。糖原磷酸化酶的抑制剂 CPI-91149 就有用于 2 型糖尿病研究的潜能。

磷酸酶具有与蛋白激酶相反的功能，通过将磷酸单酯水解成一个磷酸基团和一个带有游离羟基的分子，来去除磷酸化的蛋白质中的磷酸基团。去磷酸化作用同样主要发生在丝氨酸、苏氨酸和酪氨酸残基上。

蛋白磷酸酶之间的结构差异性较大，并不像蛋白激酶一样具有相似的三维催化结构域。磷蛋白磷酸酶（phosphoprotein phosphatases，PPPs）家族成员包括 PP1、PP2A、PP2B、PP4、PP5、PP6 和 PP7 蛋白，它们的催化亚基多与各种的调节亚基相结合。而以 PP2C 蛋白为代表金属依赖型蛋白磷酸酶（metal-dependent protein phosphatases，PPMs）家族成员不具有调节亚基，并且催化过程依赖于金属离子如 Mn^{2+}/Mg^{2+}。这一特点使得蛋白磷酸酶的识别工作较为困难。

鉴于多种蛋白激酶的活化与癌症的发生相关，人们最初预计蛋白磷酸酶是肿瘤的抑制因子。PTEN 蛋白激酶通过脂质磷酸酶功能抑制磷脂酰肌醇 -3- 激酶（PI3K）的活性，被确定为重要的肿瘤抑制因子。除此之外，在酪氨酸磷酸酶（protein tyrosine phosphatases，PTPs）家族中发现了一些潜在的肿瘤抑制因子，包括 DEP1，PTPκ，PTPρ 以及 PTPγ 等。出人意料的是，由 PTPN11 基因编码的 SHP2 蛋白的激活，会增加肿瘤的发生的风险。SHP2 蛋白激活 Ras 激酶，并使 ERK 激酶 / 丝裂原活化蛋白激酶活化，参与细胞生长和分化。对于蛋白磷酸酶的相关研究仍处于起步阶段，许多蛋白磷酸酶仍未被鉴定分析。

前期，研发人员的思路是针对具有特定生理功能的蛋白激酶 / 磷酸酶开发出一系列的小分子药物。例如 ROCK 激酶（Rho-associated coiled-coil containing kinases）属于丝氨酸 / 苏氨酸蛋白激酶家族，在调节肌动蛋白细胞骨架影响细胞运动、调节血管张力方面发挥重要作用。所以 ROCK 激酶被认为是许多心血管疾病发生的重要调节分子。事实上，ROCK 激酶的抑制剂 Fasudil（也叫作 HA1077 或 AT877）确实被证实可用于改善如高血压、心绞痛、缺血性卒中等心血管疾病症状。

蛋白激酶 / 磷酸酶调控的信号通路，参与了几乎所有类型的癌症的发生和发展。以酪氨酸激酶为例，EGFR 受体的酪氨酸残基发生磷酸化，与下游的信号分子结合，进而激活 Ras/Raf/MAPK 或 PI3K/Akt 信号通路，调节肿瘤细胞的存活、增殖和转移。很多针对 EGFR 受体的抑制剂是迄今为止最成功的靶向癌症治疗实例之一，如 Erlotinib，Gefitinib，Lapatinib 等。Sorafenib 也是用于肿瘤治疗的酪氨酸激酶抑制剂的典型代表之一，它是一种多靶点的酪氨酸激酶抑制剂，包括血管内皮生长因子受体（参与血管发生与生长，创伤修复，炎症等过程）、c-Kit 激酶和 Raf 激酶等，具有显著的抗肿瘤血管生成以及诱导肿瘤细胞凋亡的作用。

虽然目前已有很多以蛋白激酶作为靶点的药物上市，但是靶向磷酸酶的药物却很难找到。与磷酸酶的活性结构域结合的配体大多数是极性分子，而极性化合物通常不适合口服，生物利用度低，细胞膜渗透性也比较差。许多靶向磷酸酶活性结构域的药物开发以失败告终，不断的失败让很多人认为磷酸酶是不适合作为药物开发的靶点。

为攻克这一难题，研发人员尝试寻找不与磷酸酶的活性结构域结合的配体。SHP2 蛋白（由 PTPN11 基因编码的酪氨酸磷酸酶，通过 MAPK 信号通路参与细胞生长和分化）的抑制剂 TNO155 采用别构抑制的策略，让人们重新看到了靶向磷酸酶的药物开发的希望。TNO155 与 SHP2 的非活性结构域结合，引起 SHP2 的构象变化，从而抑制 SHP2 的酶活性。蛋白激酶 / 磷酸酶的种类繁多，调节细胞众多的生理过程。这意味着蛋白激酶 / 磷酸酶可以成为多种疾病的药物靶点，随着人们对蛋白激酶 / 磷酸酶的了解加深，以蛋白激酶 / 磷酸酶为靶点的药物开发也越发受到人们的重视。

磷酸化和蛋白酶是两个在细胞信号传递和调控中起重要作用的机制。磷酸化是指向蛋白质中的氨基酸残基（通常是丝氨酸、苏氨酸、酪氨酸等）添加磷酸基团的化学反应。这个过程由酶类催化，可以通过多种不同的信号通路进行调节。磷酸化的结果通常是改变蛋白质的构象、活性、稳定性或者相互作用模式，从而影响细胞的各种生理和代谢过程。磷酸化在细胞信号传递和调节中扮演着重要的角色，包括参与细胞的增殖、分化、凋亡、代谢、运动等多种生命活动。

蛋白酶是一类专门负责降解蛋白质的酶。在细胞内，蛋白酶可以通过多种不同的途径调节蛋白质的稳定性和功能。这些途径包括蛋白酶降解、蛋白酶剪切、蛋白酶裂解等。蛋白酶的作用可以使蛋白质失去其生物活性，从而影响细胞内的信号传递和代谢过程。蛋白酶也可以参与一些生命活动的调节和控制，例如免疫反应、血管生成、细胞凋亡等。

总之，磷酸化和蛋白酶在细胞生物学中都是非常重要的机制，它们能够调节和控制细胞内的生命活动，保证细胞正常的生长、增殖和代谢过程。

2.4.3　线粒体和代谢通路的调控

线粒体是真核细胞内动态活跃的双层膜结构细胞器。线粒体作为胞内的主要产能场所，主要通过氧化磷酸化（OXPHOS）作用产生能量并以三磷酸腺苷（ATP）的形式给机体供能，保障机体正常代谢活动的进行。线粒体还是细胞的代谢活动中心，它参与了铁 - 硫蛋白的生物合成、血红素的合成以及脂肪酸的合成等多种代谢途径。线粒体还与细胞内钙稳态的维持和细胞的凋亡相关。此外，线粒体本身还具有独特的适应性，线粒体会通过自身的分裂和融合来使其在不利条件下保持正常活性和功能。细胞通过激活线粒体自噬途径清除损坏的线粒体，以保持细胞内线粒体的稳态和整个细胞的健康。线粒体还可以与细胞核进行通信，以响应细胞内外营养缺乏和病毒感染等应激刺激，并进一步产生系列的应答作用来保障细胞存活。氧化呼吸底物苹果酸和丙酮酸，可以在线粒体呼吸链复合物 Ⅰ、Ⅲ、Ⅳ 的作用下传递氧化 NADH 释放的电子；氧化呼吸底物琥珀酸，可以在线粒体呼吸链复合物 Ⅱ、Ⅲ、Ⅳ 的作用下传递氧化 FADH2 释放的电子。在电子传递过程中逐渐释放的能量，被用来将质子从线粒体基质泵入到线粒体膜空间内，这个过程中所产生的质子梯度驱动呼吸链复合物 Ⅴ（ATP 合成酶）作用最终合成 ATP。线粒体正常的产能保障了人体各个器官的正常工作，细胞内线粒体呼吸能力的下降可能会引发多种疾病，比如会导致肺上皮组织脆弱、屏障功能降低、分泌受损、炎症倾向增加进而可恶化发展为肺癌。在电子传递的过程中，也可能会有一些电子暴露于氧气中而形成了超氧阴离子自由基，又可进一步在超氧化物歧化酶作用下生成过氧化氢（H_2O_2）。线粒体产生的这些活性氧（ROS），即 mtROS 会在线粒体内被清除，当 mtROS 产生过多并超越了自身清除能力时，ROS 可能会释放到细胞质中影响胞内的 ROS 状况。而线粒体和细胞内 ROS 的平衡均与人体健康密不可分。线粒体作为机体重要的产能和代谢中心，是决定细胞命运的重要细胞器之一。线粒体的正常功能对整个细胞正常功能的维持非常关键，特别是像大脑神经元这样需要大量 ATP 来维持其电活性的细胞。对线粒体以及定位在线粒体中蛋白分子功能的研究，将为我们提供更多关于人类健康和衰老的知识和见解。

此外，线粒体会通过线粒体 - 内质网接触位点（MERCs）与内质网进行信号和一些代谢物的交换，这对于线粒体正常功能的维持也是非常重要的。不同于胞内其他细胞器，线粒体有自己独特的 DNA，即 mtDNA，mtDNA 参与编码了部分呼吸链复合物的亚基。每个细胞中 mtDNA 的拷贝数可达 $10^3 \sim 10^4$ 之多，同时大部分线粒体都混合了不同拷贝数的野生型和突变型的 mtDNA，我们称之为异形体。由于 mtDNA 与线粒体氧化呼吸链距离非常近，极易与呼吸链产生的 ROS 接触而受到氧化损伤。mtDNA 突变的增多最终会导致氧化呼吸链的缺陷，进而影响线粒体正常功能，相应的，在衰老和病变的细胞中确实能检测到更高频率的 mtDNA 突变。除了 mtDNA 序列本身的变化，mtDNA 拷贝数的改变也可能会导致线粒体功能紊乱，进而引发胃癌、肺癌和结直肠癌等癌症。mtDNA 的突变不仅与后天性疾病相关，还与例如帕金森疾病、阿尔茨海默病、心肌病、肝病等遗传性疾病相关。由于线粒体在细胞生理中多向性的作用，线粒体功能障碍可以极大地影响细胞和组织内的稳态。越来越多证据表明，线粒体与衰老以及 2 型糖尿病、神经退行性疾病、癌症和免疫失调等疾病的致病紧密相关。线粒体越来越被公认为是先天免疫反应中的关键中枢，既起信号平台的作用，又能促进效应反应。线粒体除了调节抗病毒信号和抗菌免疫外，也是无菌损伤所致炎症的重要驱动因素。当疾病和衰老等因素引发线粒体完整性受损时，会引发线粒体损伤相关的分子模式（mtDAMPs），即损伤线粒体内的 N- 甲酰化肽（N-formylated peptides）、心磷脂、钙网蛋白（Calreticulin）、mtDNA、mtROS 的释放以及局部高水平 ATP 的释放，进而激活相关识别受体，引发炎症反应，促进众多疾病的病理学进程。

不同功能细胞间的线粒体在动态性或分布上存在显著差异，同一细胞内的线粒体也会表现出不同的外形特征，暗示了线粒体功能在不同代谢途径中的复杂性。Otto Warburg 首先发现了肿瘤细胞中线粒体代谢的异常转换（称为 "Warburg 效应"）。正常细胞依靠线粒体 OXPHOS 产生 ATP，而肿瘤细胞表现为葡萄糖摄取水平增加，即使在氧气充足的情况下，细胞依然倾向通过低效费能的糖酵解来产能，这一特性目前正被用于肿瘤学患者的临床监测。

线粒体也是细胞内的重要细胞器，负责产生 ATP，维持细胞的能量代谢和调控代谢通路。代谢通路是细胞内分子的转化过程，包括糖分解、脂肪酸氧化、氨基酸代谢等。线粒体和代谢通路的调控涉及许多基因、蛋白质和信号分子，包括转录因子、翻译后修饰、酶、代谢物和反应物等。这些调控因素能够通过多种途径来影响线粒体和代谢通路的功能和活性，从而影响细胞的生理和病理状态。

其中，线粒体的调控机制主要包括线粒体 DNA 的转录和翻译、线粒体内膜的离子通道和转运蛋白、线粒体外膜蛋白质等。代谢通路的调控机制包括代谢物水平的调节、酶活性的调节、基因表达水平的调节等。

例如，线粒体功能的改变可以通过不同的通路来影响代谢通路。例如，线粒体呼吸链和 ATP 合成功能的改变会影响葡萄糖代谢途径和脂肪酸代谢途径。另外，代谢产物如乳酸、丙酮酸和酮体也会对代谢通路的调节产生影响。

总的来说，线粒体和代谢通路的调控是一个复杂的过程，需要多种因素的协同作用才能实现。研究这些调控机制可以更好地理解细胞代谢的基本原理，并有助于发现治疗代谢性疾病的新方法。

2.4.4　肿瘤再生细胞力学信号传导通路和治疗抵抗性的关系

肿瘤再生细胞（TRCs）被认为是导致肿瘤治疗抵抗性和肿瘤复发的原因之一。TRCs 的力学信号传导通路是其治疗抵抗性的一个重要机制。

TRCs 的力学环境对其生长、分化和信号传导至关重要。在肿瘤微环境中，TRCs 通常处于高度的力学应力环境下，这可能导致其表达特定的细胞表面受体，如整合素、受体酪氨酸激酶和 Wnt/β-catenin 等。这些受体在肿瘤细胞的增殖、迁移和治疗抵抗性中起着重要的作用。

另外，TRCs 的力学信号传导通路也涉及细胞外基质（Extracellular matrix，ECM）和细胞内信号转导途径。TRCs 通过与 ECM 中的纤维蛋白连接，激活 Rho GTP 酶家族，从而调节细胞骨架的重塑和肿瘤细胞的迁移。此外，TRCs 还通过激活细胞内信号通路，如 Notch、Hedgehog、Wnt 和 PI3K/Akt 等，从而维持其干细胞状态和抵抗治疗的效应。

治疗策略需要针对 TRCs 的力学信号传导通路来降低其治疗抵抗性。一些新型治疗方法已经显示出针对 TRCs 的有效性，如抑制 ECM- 纤维连接、阻断细胞外信号转导和调节细胞内信号转导等。此外，纳米技术和基因编辑技术也提供了新的治疗策略，如利用纳米粒子载体输送靶向 TRCs 的药物或利用基因编辑技术切断 TRCs 的信号通路。

肿瘤生长依赖于充足的氧气和营养物质，因此新生血管的形成是促进肿瘤进展、转移不可缺少的步骤之一。基于这个理论，Judah Folkman 提出了抗血管生成治疗的理论，提出阻断肿瘤血管生成或许是阻断肿瘤生长的有效手段。

经过十年的努力，FDA 批准了第一个抗血管生成药物贝伐单抗，作为血管内皮生长因子 VEGFA 的单克隆抗体用于阻断肿瘤血管生成。尽管目前贝伐单抗被广泛应用于许多肿瘤，比如转移性结直肠癌、转移性肾癌、转移性非鳞非小细胞肺癌、复发性胶质母细胞瘤等，然而其疗效并不理想，研究肿瘤抗血管新生治疗抵抗机制是一个亟待解决的临床问题。

在许多疾病的发生发展过程中，微环境的变化起到了重要的作用。其中，细胞因子的分泌、炎症的发生、免疫细胞的浸润等都会促进疾病的进程，而在很多病理过程中，力学环境的变化也随之发生。在器官衰老、组织纤维化、实体肿瘤等慢性病变中，都会发生机械力学信号的变化，其中成纤维细胞的收缩和外基质的硬化是导致机械力学信号变化的重要因素之一。

2020 年 6 月 8 日，来自德国海德堡大学、欧洲分子生物学实验室（EMBL）、天津医科大学等单位的研究人员联合，在 *Cancer Cell* 以 Article 的形式在线发表了题为 "*Reduction of Liver Metastasis Stiffness Improves Response to Bevacizumab in Metastatic Colorectal Cancer*" 的文章，该研究在国际上首次报道了生物力学信号的改变是导致抗肿瘤血管新生治疗抵抗的关键性因素。

在这项工作中，以结直肠癌肝转移为研究对象，作者通过原子力显微镜测量，发现病人肝转移瘤无论相较于正常肝组织，还是相较于结直肠原位肿瘤，其肿瘤间质硬度均显著增加。作者于是试图探讨这种显著的力学信号的改变是否参与了抗血管新生治疗抵抗的发生。

一系列实验证实，外基质硬化和 VEGF 可以作为两个独立因素，分别促进血管内皮细胞的增殖，并导致内皮细胞间连接的破坏和血管渗漏；即使VEGF 被抑制的情况下，外基质的硬化依然可以作为独立因素促进血管新生和血管渗漏。

基于这个理论，作者继续尝试能否通过抑制外基质的硬化，从而改善抗血管生成治疗的抵抗。肝转移间质硬化主要来源于成纤维激活后发生的纤维化和外基质沉积。临床上常用的基于抗血管紧张素 - 肾素系统（Anti-RAS）的抗高血压药物，此前被证实有抑制肝脏纤维化的治疗效果。研究人员收集了 60 多例结直肠癌肝转移的病人的新鲜样本，其中包括经抗 RAS 治疗的高血压病人、贝伐单抗治疗的病人，以及抗 RAS 治疗联合贝伐单抗治疗的病人，进行原子力显微镜测量和一系列分析。结果证实抗 RAS 治疗可以有效地降低肝脏成纤维激活，抑制纤维化发生，从而降低基质的硬度。通过对一百多例病人的肝转移部位血管化指标分析，作者最终发现两者联合治疗可以显著地抑制新生血管生成，并且改善血管完整性和血管灌注，进而改善乏氧，最终显著地延长了病人的总体生存率。

因此，CSCs 的力学信号传导通路是其治疗抵抗性的一个重要机制。针对 CSCs 的力学信号传导通路的治疗策略，是降低其治疗抵抗性和肿瘤复发的关键。

2.5　肿瘤再生细胞形成的差异基因分析

2.5.1　TRCs 与普通肿瘤细胞的差异

TRCs 与普通肿瘤细胞在多个方面存在差异，以下是一些详细的差异描述。

（1）表型差异。TRCs 通常表现出一种肿瘤干细胞表型，这种表型的细胞具有较低的增殖速率和更强的自我更新和再生能力。与之相比，普通肿瘤细胞通常表现出较高的增殖速率，但不一定具有自我更新和再生能力。

（2）基因表达差异。TRCs 的基因表达与普通肿瘤细胞不同。TRCs 的基因表达具有更高的异质性，并且与普通肿瘤细胞相比，它们表达更多的干细胞标记基因，如 Oct4、Sox2、Nanog 等。

（3）生长和再生能力差异。TRCs 的生长和再生能力显著高于普通肿瘤细胞。TRCs 通常能够形成球形结构（spheres）或肿瘤球（tumor spheroids）。此外，TRCs 还具有更强的再生能力，即使在治疗后，它们也能够在肿瘤中重新出现。

（4）抗药性差异。TRCs 具有更高的抗药性，能够抵抗化疗和放疗等治疗手段。这可能是因为 TRCs 表达了多种 DNA 修复和代谢途径，这些途径能够帮助细胞抵御治疗的毒性。

（5）转移能力差异。TRCs 可能比普通肿瘤细胞更容易引发肿瘤的远处转移。这可能是因为 TRCs 具有更高的浸润和侵袭能力，尤其是形变能力，

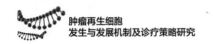

能够从原发肿瘤中逃脱，并通过血液或淋巴系统到达其他组织器官，形成转移瘤。

（6）免疫逃逸能力差异。TRCs 具有更强的免疫逃逸能力，可以避免免疫系统的攻击。TRCs 能够通过多种机制逃脱免疫系统的识别和攻击，如表达抑制免疫反应的分子，减少肿瘤抗原的表达，影响 T 细胞的功能等。

（7）生长环境依赖性差异。TRCs 和普通肿瘤细胞生长的环境依赖性也不同。普通肿瘤细胞依赖于特定的生长环境，如血液中的营养物质和氧气，以及细胞外基质的支持。与之相比，TRCs 能够在恶劣的环境中存活和生长，例如缺氧和营养不足的环境。

总之，TRCs 与普通肿瘤细胞在表型、基因表达、生长和再生能力、抗药性、转移能力、免疫逃逸能力和生长环境依赖性等方面存在显著差异。对这些差异的深入理解可以为开发更有效的治疗方法提供重要的基础。

2.5.2　TRCs 形成的分子机制

TRCs 是一种具有干细胞特性的细胞群体，能够自我更新和不断增殖，并且具有高度的分化潜能，从而能够生成不同种类的肿瘤细胞。TRCs 的存在是导致肿瘤易复发和难以治愈的主要原因之一。因此，深入研究 TRCs 的形成和维持的分子机制，对于发现新的治疗方法和提高肿瘤治疗效果具有重要意义。

（1）基因表达调控。

TRCs 的形成和维持还涉及一些转录因子的表达调控，如 Oct4、Sox2 和 Nanog 等。这些转录因子能够促进干细胞的自我更新和增殖，并调节基因的表达，从而维持干细胞的状态。同时，它们也被认为是 TRCs 的标志物之一。

（2）信号通路调节。

TRCs 的形成和维持涉及多个信号通路的调节，包括 Wnt、Notch、Hedgehog 和 PI3K/Akt 等信号通路。这些信号通路可以影响 TRCs 的自我更新、增殖、分化和存活。

（3）炎症因子参与。

炎症因子的参与也与 TRCs 的形成、维持及休眠等活动有关。研究表明，炎症因子可以促进 TRCs 的自我更新和增殖，并调节 TRCs 的免疫逃逸和抗药性。

（4）微环境影响。

肿瘤微环境对于 TRCs 的形成和维持也具有重要影响。肿瘤微环境包括细胞外基质、血管、免疫细胞、神经元等，它们与肿瘤细胞相互作用，影响肿瘤的生长、转移和药物抵抗。研究表明，肿瘤微环境可以影响 TRCs 的自我更新和分化，促进其增殖和存活，同时调节 TRCs 的免疫逃逸和抗药性。例如，肿瘤细胞和免疫细胞之间的相互作用可以影响肿瘤的免疫逃逸和抗药性。肿瘤细胞可以通过分泌免疫抑制因子和调节免疫细胞的功能，逃避免疫攻击，从而促进肿瘤的生长和转移。此外，肿瘤细胞和血管之间的相互作用也可以影响肿瘤的生长和转移。肿瘤细胞可以通过分泌血管生成因子和调节血管内皮细胞的功能，促进肿瘤血管的形成和生长，从而获得足够的氧气和营养物质，维持肿瘤的生长和转移。

TRCs 的形成和维持是一个复杂的过程，涉及多种分子机制和肿瘤微环境的相互作用。了解这些机制对于发展有效的抗肿瘤治疗策略至关重要。开发靶向 TRCs 的小分子化合物和生物治疗药物或将为肿瘤治疗带来新的突破。

2.5.3　TRCs 形成的差异基因筛选方法

为了深入了解 TRCs 形成和发展的分子机制，需要对 TRCs 形成的差异基因进行筛选和鉴定。差异基因筛选方法包括高通量测序技术、基因芯片技术、蛋白质组学技术等，这些技术在 TRCs 研究中发挥了重要的作用。

（1）高通量测序技术。

高通量测序技术是一种高效、准确、全面地分析基因表达、基因变异和基因组序列的方法。它可以对整个基因组、转录组、表观基因组等进行分析，并且可以检测到低表达的基因和新的 RNA 种类。在 TRCs 研究中，高通量测序技术可以用来分析 TRCs 和非 TRCs 的基因表达差异、基因突变和 RNA 剪接等。这些差异基因可以作为 TRCs 的标志物和潜在的治疗靶点，为肿瘤治疗提供新的思路和策略。

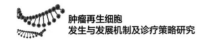
（2）基因芯片技术。

基因芯片技术是一种快速、高通量、平行分析多个基因表达的方法。它可以同时检测几千至数万个基因的表达水平，并且可以用来比较样本间的基因表达差异。在 TRCs 研究中，基因芯片技术可以用来分析 TRCs 和非 TRCs 的基因表达谱、蛋白质表达谱和基因组变异等。

（3）蛋白质组学技术。

蛋白质组学技术是一种研究蛋白质组成和功能的方法。它可以用来鉴定和分析蛋白质水平的差异，包括蛋白质表达水平、翻译后修饰、蛋白质 - 蛋白质相互作用等。在 TRCs 研究中，蛋白质组学技术可以用来分析 TRCs 和非 TRCs 的蛋白质表达谱、蛋白质 - 蛋白质相互作用和信号通路等，发现显著变化的蛋白质翻译后修饰和信号通路激活，包括 Wnt/β-catenin 和 NOTCH等。这些差异蛋白质可以作为 TRCs 的标志物和潜在的治疗靶点。

（4）其他技术。

除了上述的技术，还有一些其他的技术可以用于差异基因筛选。例如，基于 CRISPR/Cas9 的基因编辑技术，可以用来鉴定调控 TRCs 生长和增殖的关键基因。通过针对不同的基因进行编辑，可以筛选出影响 TRCs 生长和增殖的差异基因。此外，单细胞测序技术可以用来研究 TRCs 的异质性和单细胞转录组的变化。然而，差异基因筛选也存在一些局限性。首先，不同的筛选方法所鉴定的差异基因可能存在一定的重叠，因此需要结合多种方法进行验证和分析。其次，差异基因筛选的结果可能受到样本数量、样本来源和技术平台等因素的影响，需要进行严格的统计分析和验证。另外，差异基因筛选结果需要进一步研究和验证，包括功能验证：信号通路分析、动物模型验证等。

总之，差异基因筛选是深入了解 TRCs 分子机制的关键步骤。通过结合多种高通量技术，可以鉴定出影响 TRCs 生长、增殖、耐药和转移的差异基因，并为肿瘤治疗提供新的思路和策略。在未来，随着技术的不断进步和应用，差异基因筛选将在 TRCs 研究中扮演越来越重要的角色，为肿瘤的早期诊断和治疗提供更加精准和有效的方法。

2.5.4　差异基因分析结果的生物信息学分析

TRCs 差异基因分析是指对肿瘤组织中的再生细胞与正常组织中的对应细胞进行基因表达谱分析，以鉴定这些细胞之间的差异基因。这种分析可以帮助我们理解肿瘤细胞的生物学特性，并为肿瘤的早期诊断和治疗提供重要的参考。下面将介绍 TRCs 差异基因分析的分析工具和技术，并探讨这些结果的生物学意义和临床应用。

（1）基因富集分析。

基因富集分析是将差异表达的基因与已知的生物学功能和代谢途径进行关联，以确定这些基因的功能。常用的基因富集分析软件包括 DAVID、Enrichr、GSEA 等。这些工具可以使用一些基因集合库（如 GO、KEGG、Reactome 等）来富集差异表达基因的生物学注释信息。

（2）通路分析。

通路分析是将差异表达的基因与生物代谢通路进行关联，以确定这些基因在特定的生物学通路中的功能。通常使用 KEGG、Reactome 等数据库进行通路分析。通路分析可以帮助我们更好地理解肿瘤发生和发展的分子机制，也有助于发现新的靶向治疗药物。

（3）RNA-seq 技术。

单细胞 RNA 测序（scRNA-seq）是一种基于高通量测序技术的方法，可以在单个细胞水平上测量基因表达水平。相比于传统的 RNA-seq 方法，scRNA-seq 技术可以解决不同细胞之间基因表达异质性的问题，同时也可以帮助研究者识别细胞亚群和发现新的细胞类型。在 TRCs 差异基因分析中，scRNA-seq 技术可以帮助研究者更好地了解单个肿瘤细胞中基因表达的异质性，从而更准确地确定差异表达基因。scRNA-seq 数据的分析过程与传统 RNA-seq 类似，包括数据预处理、基因表达量归一化、差异分析和生物学注释等步骤。常用的 scRNA-seq 数据分析软件包括 Seurat、scater、Scanpy 等。

TRCs 差异基因分析是一项重要的生物信息学研究工作。通过 RNA-seq 和 scRNA-seq 等技术，研究者可以高通量测量 TRCs 中的基因表达水平，从而发现差异表达基因并探究其生物学功能和代谢通路。差异基因分析的结果

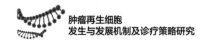

可以帮助研究者更好地了解肿瘤再生的分子机制，并发现新的靶向治疗药物。同时，scRNA-seq 技术可以帮助研究者识别肿瘤细胞中的不同亚群和新的细胞类型，从而提高肿瘤的分类和诊断的准确性。未来，随着生物信息学技术的不断发展，TRCs 差异基因分析将会成为肿瘤研究的重要手段之一，为肿瘤治疗提供更精准的方法和策略。

2.5.5 Nupr1 的基本特征和功能

结合基于芯片技术的差异基因筛选手段，研究发现 Nupr1 表达在 TRCs 中显著减少，并参与 TRCs 的异常增殖与发展。

（1）Nupr1 基因的基本信息。

Nupr1 基因位于人类染色体 12p13.31，包含了两个外显子和一个内含子。其全长为 1049bp，编码了一个由 82 个氨基酸组成的蛋白质。Nupr1 蛋白质主要分为两个部分，第一部分为未知功能的序列，第二部分为具有基本区域/顺式元件（basic/leucine zipper，bZIP）结构域的序列。

（2）Nupr1 基因的基因组学特征。

Nupr1 基因表达受到多种因素的调节，包括转录因子、病毒感染、细胞因子等。研究表明，在肿瘤细胞中，多种信号通路的活化均可促进 Nupr1 的表达。此外，Nupr1 基因的启动子区域中存在多个转录因子结合位点，如 SP1、E2F1、p53 等，这些结合位点的变化可以影响 Nupr1 的表达。此外，Nupr1 基因的表达还受到 DNA 甲基化、组蛋白修饰等表观遗传学因素的影响。

（3）Nupr1 编码的蛋白质功能。

Nupr1 蛋白质主要在细胞核内发挥作用，它具有 DNA 结合、转录激活、转录抑制、信号转导等多种功能。研究表明，Nupr1 可以结合 DNA，并通过其基本区域/顺式元件结构域与其他蛋白质相互作用，从而调控基因的转录。Nupr1 可以与转录因子如 SP1、E2F1 等结合，并增强其对靶基因的转录激活。此外，Nupr1 还可以与转录抑制因子如 HIC1 等结合，并抑制其对靶基因的转录。除了调节基因转录外，Nupr1 还可以通过与其他蛋白质相互作用来参与多种信号通路的调节，如 NF-κB、MAPK 等信号通路。此外，研究还发现，Nupr1 可以参与细胞凋亡、细胞周期调控等生物学过程，并且在肿瘤细胞中的表达与肿瘤的发生、进展以及治疗反应等密切相关。

（4）Nupr1 在恶性肿瘤中的作用。

近年来，越来越多的研究表明，Nupr1 在恶性肿瘤中发挥着重要的作用。一方面，Nupr1 在多种恶性肿瘤中高表达，例如胰腺癌、肝癌、肺癌、结直肠癌等。另一方面，Nupr1 的高表达与肿瘤的生长、侵袭、转移以及化疗抵抗等密切相关。具体而言，研究发现，Nupr1 可以调节多种靶基因的表达，如 p53、p21、Bax、MMP9 等，从而影响肿瘤细胞的增殖、转移和凋亡等生物学过程。此外，Nupr1 还可以调节 NF-κB、MAPK 等信号通路的活化，进一步增强肿瘤细胞的侵袭和转移能力。最近的一些研究还发现，Nupr1 可以通过调节细胞的代谢通路来促进肿瘤细胞的生长和转移，如促进葡萄糖代谢、氧化应激反应等。

Nupr1 作为一种在细胞核内发挥作用的蛋白质，在恶性肿瘤的发生、进展以及治疗反应等方面具有重要的生物学和临床意义。虽然我们已经对Nupr1 的一些生物学特性和分子机制有了初步的认识，但是 Nupr1 的作用机制和调节途径仍然需要进一步的研究。未来的研究可以通过采用更加深入和全面的方法，例如转录组学、蛋白质组学、代谢组学等，来深入探究Nupr1 在恶性肿瘤中的作用机制，从而为恶性肿瘤的治疗和预防提供新的思路和方法。

2.5.6　Nupr1 在肿瘤发生和进展中的作用

Nupr1 是一种在细胞核内发挥作用的蛋白质，近年来的研究表明，Nupr1 在多种恶性肿瘤中发挥着重要的作用，影响肿瘤的发生、进展和治疗反应等。下面将重点介绍 Nupr1 在肿瘤发生和进展中的作用，包括 Nupr1 在不同类型的恶性肿瘤中的表达水平以及其与肿瘤发生和进展的相关性，探讨 Nupr1 在肿瘤细胞增殖、凋亡、侵袭和转移等方面的作用。

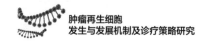
1. Nupr1 在不同类型的恶性肿瘤中的表达水平以及其与肿瘤发生和
进展的相关性

Nupr1 在多种恶性肿瘤中表达水平升高，如胰腺癌、肝癌、肺癌、结直
肠癌等。在肿瘤的进展过程中，Nupr1 的表达水平也会逐渐升高。研究表明，
Nupr1 的高表达与肿瘤的发生、进展和治疗反应密切相关。例如，在肝癌中，
Nupr1 的表达水平与肝癌的临床分期、预后以及放化疗的疗效有关。在胰腺
癌中，Nupr1 的高表达与肿瘤的侵袭和转移能力密切相关。

2. Nupr1 在肿瘤细胞增殖、凋亡、侵袭和转移等方面的作用

（1））增殖和凋亡。

Nupr1 在肿瘤细胞增殖和凋亡中发挥着重要作用。Nupr1 可以调节多种
靶基因的表达，如 p53、p21、Bax、MMP9 等，从而影响肿瘤细胞的增殖、
转移和凋亡等生物学过程。研究表明，Nupr1 可以抑制 p53 和 p21 的表达，
从而促进肿瘤细胞增殖和生长。此外，Nupr1 还可以增强 MMP9 的表达，从
而促进肿瘤细胞的侵袭和转移。

（2）侵袭和转移。

Nupr1 在肿瘤细胞侵袭和转移中也发挥着重要作用。Nupr1 可以调节多种
信号通路的活化，如 NF-κB、MAPK 等信号通路，从而影响肿瘤细胞的侵袭
和转移。例如，Nupr1 可以促进 NF-κB 的活化，从而增强肿瘤细胞的侵袭和
转移能力。同时，Nupr1 还可以调节多种转录因子的活性，如 Ets1、Sp1 等，
从而影响细胞周期调节和细胞凋亡等生物学过程，从而影响肿瘤细胞的增殖
和生长。

Nupr1 在肿瘤发生和进展中发挥着重要的作用，其高表达与多种恶性肿瘤
的发生、进展和治疗反应密切相关。Nupr1 在肿瘤细胞增殖、凋亡、侵袭和转
移等方面发挥着复杂的作用，可以调节多种信号通路和转录因子的活性，影响
肿瘤细胞的生物学过程。因此，研究 Nupr1 的表达和功能，对于深入了解肿瘤
发生和进展机制以及开发新的肿瘤治疗策略具有重要意义。

2.5.7　Nupr1 的调控机制

Nupr1 是一种具有高度保守性的蛋白质，其调控机制非常复杂。已知的 Nupr1 调控机制包括转录调控、翻译后修饰以及与其他分子的相互作用等。下面将对这些调控机制进行详细的阐述。

（1）转录调控。

Nupr1 的表达受多种转录因子的调控，包括 PDX-1、CREB、AP-1 等。其中，PDX-1 是一种胰岛素转录因子，可以直接结合到 Nupr1 启动子上，促进 Nupr1 基因的转录活性。另外，CREB 和 AP-1 等因子也可以通过与 Nupr1 启动子上的转录因子结合，间接调节 Nupr1 基因的转录水平。此外，Nupr1 的表达还受到一些非编码 RNA 的调控，例如 microRNA-29 和 mi-croRNA-125b 等，这些 microRNA 可以直接结合到 Nupr1 mRNA 上，从而降低 Nupr1 的翻译水平。

（2）翻译后修饰。

Nupr1 的翻译后修饰对其功能发挥也具有重要的调控作用。已知的 Nupr1 翻译后修饰主要包括磷酸化、泛素化和乙酰化等。其中，磷酸化是一种常见的翻译后修饰方式，可以通过改变 Nupr1 的电荷状态，从而影响其与其他蛋白质的相互作用。研究表明，Nupr1 的磷酸化可以通过 MAPK/ERK 和 AKT 等信号通路介导，从而影响 Nupr1 在细胞凋亡、细胞周期和转移等生物学过程中的作用。此外，Nupr1 还可以被泛素化和乙酰化等其他翻译后修饰方式调控，这些修饰方式可以影响 Nupr1 与其他蛋白质的相互作用，从而影响其功能发挥。

（3）与其他分子的相互作用。

Nupr1 可以与多种蛋白质相互作用，包括转录因子、信号分子、细胞凋亡和增殖相关分子等。其中，Nupr1 与转录因子的相互作用可以影响其在基因转录调控中的作用。例如，Nupr1 可以与 Ets1、Sp1 和 PDX-1 等转录因子相互作用，从而影响它们对 Nupr1 启动子的结合能力和活性。另外，Nupr1 还可以与一些信号分子如 Wnt、TGF-β 和 ERK 等相互作用，从而影响其在细胞增殖、凋亡、侵袭和转移等方面的作用。此外，Nupr1 还可以与其他细胞

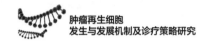

凋亡和增殖相关蛋白质相互作用，如 p53、Bax 和 Bcl-2 等，从而影响细胞凋亡和增殖的过程。

除了以上这些已知的调控机制，还有一些新的调控机制正在被研究。例如，最近的研究表明，Nupr1 还可以被长链非编码 RNA（lncRNA）调控。研究发现，一种名为 SNHG6 的 lncRNA 可以通过结合到 Nupr1 mRNA 上，从而抑制其翻译水平。此外，还有一些研究表明，Nupr1 的磷酸化状态可能会受到蛋白磷酸酶（PP2A）的调控，从而影响其在肿瘤中的作用。

总的来说，Nupr1 的调控机制非常复杂，其中涉及转录调控、翻译后修饰以及与其他分子的相互作用等多种方式。对这些调控机制的深入研究有助于更好地理解 Nupr1 在肿瘤中的作用机制，并为肿瘤的治疗提供新的思路和方法。

2.5.8　Nupr1 在恶性肿瘤治疗中的应用

Nupr1 在恶性肿瘤治疗中的潜在应用主要包括两个方面：Nupr1 作为治疗靶点的可行性和 Nupr1 在诊断和预后评估中的应用价值。

首先，Nupr1 作为治疗靶点的可行性。由于 Nupr1 在多种恶性肿瘤中的异常表达与肿瘤发生、进展以及治疗抵抗等密切相关，因此，其作为治疗靶点的可行性正在被广泛研究。目前已有一些研究表明，针对 Nupr1 的治疗策略可能有助于抑制肿瘤的生长和转移，并提高化疗的疗效。例如，一项针对胃癌的研究表明，通过靶向 Nupr1 可以降低肿瘤干细胞的数量，并抑制肿瘤的生长和转移。此外，还有一些研究表明，靶向 Nupr1 可以增强肿瘤细胞对化疗药物的敏感性，并提高化疗的疗效。

其次，Nupr1 在诊断和预后评估中的应用价值。由于 Nupr1 在恶性肿瘤中的异常表达与肿瘤的发生、进展和预后等密切相关，因此，其在诊断和预后评估中的应用价值也越来越受到关注。例如，一项针对胰腺癌的研究表明，Nupr1 的表达水平与胰腺癌的临床分期和患者的预后密切相关。另外，一些研究还表明，Nupr1 的表达水平可以作为肿瘤复发和转移的预测因子，因此，在肿瘤的诊断和预后评估中，Nupr1 可能会成为一种重要的辅助检测指标。

除了以上这些应用，Nupr1 在肿瘤治疗中还有其他一些潜在的应用价值。例如，Nupr1 作为一种新的免疫治疗靶点正在被研究，以提高肿瘤免疫治疗的疗效。此外，一些研究还表明，Nupr1 的表达水平可能会受到一些天然产物的调节，因此，通过开发 Nupr1 调节剂也可能成为一种新的肿瘤治疗策略。

另一方面，研究人员已经开始探索使用 Nupr1 作为治疗靶点的可行性。目前的研究表明，Nupr1 的表达与肿瘤细胞的增殖、侵袭和转移有关，因此通过抑制 Nupr1 的表达或活性，可能有望阻止肿瘤的进展。一些研究已经证实了这一点。例如，研究人员发现，使用小分子化合物抑制 Nupr1 表达，可以抑制人乳腺癌细胞的增殖和侵袭。此外，研究人员还发现，使用 CRISPR/Cas9 技术靶向 Nupr1 基因，可以有效地抑制人胃癌细胞的增殖和转移。

除了作为治疗靶点，Nupr1 还可能在肿瘤诊断和预后评估中发挥重要作用。由于 Nupr1 在肿瘤中的表达水平与肿瘤的恶性程度和预后密切相关，因此可以将 Nupr1 作为肿瘤的诊断和预后评估的生物标志物。例如，研究人员发现，Nupr1 的表达与人鼻咽癌的预后密切相关，Nupr1 的高表达预示着较差的预后。此外，Nupr1 的表达还可以用于监测治疗效果。例如，研究人员发现，对于使用放疗治疗的鼻咽癌患者，Nupr1 的表达水平可以用于监测治疗的效果。治疗后 Nupr1 表达下降的患者通常具有更好的预后。

总之，Nupr1 作为一种新的生物标志物和治疗靶点，具有巨大的潜力，可能有助于改善肿瘤的诊断和治疗效果。未来的研究需要进一步探索 Nupr1 在肿瘤尤其是依赖于 TRCs 的肿瘤发生和进展中的作用机制，并评估其在临床实践中的应用前景。

2.6　肿瘤再生细胞关键基因通路分析

2.6.1　TRCs 关键基因通路的定义

TRCs 关键基因通路是指在肿瘤细胞再生过程中，关键的生物学通路或信号通路所涉及的一系列基因和分子机制。这些关键基因通路的变化与肿瘤

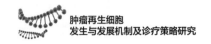
的发生和发展密切相关，对于深入理解肿瘤生物学过程、发现新的治疗靶点以及开发新的治疗策略具有重要意义。TRCs 关键基因通路可分为以下几种类别。

1. 细胞增殖和凋亡通路

肿瘤细胞的不受控制的增殖是肿瘤发生和发展的主要原因之一。因此，TRCs 关键基因通路中最重要的是与细胞增殖和凋亡调控相关的通路。这些通路包括 PI3K/AKT/mTOR 通路、Ras/Raf/MEK/ERK 通路、p53 通路、TGF-β 通路等。

PI3K/AKT/mTOR 通路是细胞增殖和存活的重要调节通路，其过度激活常常在多种癌症中发现。在 TRCs 中，PI3K/AKT/mTOR 通路的激活会导致细胞增殖和生长的过度，同时还可以抑制细胞凋亡。Ras/Raf/MEK/ERK 通路是另一个与细胞增殖和生长相关的通路，在多种肿瘤中都被发现过度激活。p53 通路是一个细胞凋亡的关键调节通路，p53 在许多肿瘤中都被失活或突变。TGF-β 通路也是一个与细胞增殖和凋亡相关的通路，TGF-β 信号的过度激活可以导致肿瘤细胞的转移和侵袭。

2. 表观遗传通路

表观遗传学是研究基因组 DNA 修饰和染色质结构变化对基因表达调控的学科。在 TRCs 关键基因通路中，表观遗传通路也是一个重要的分类。这些通路包括 DNA 甲基化、组蛋白修饰和非编码 RNA 等。

DNA 甲基化是一种常见的表观遗传修饰形式，即通过向 DNA 分子中添加甲基基团来改变 DNA 结构和基因表达。在肿瘤细胞中，DNA 甲基化的异常调节，可以导致肿瘤抑制基因的失活和癌基因的激活。组蛋白修饰是一种通过改变组蛋白蛋白质上的化学修饰来调节基因表达的方式。这些修饰包括乙酰化、甲基化、磷酸化和泛素化等，它们可以影响基因的染色质结构和 DNA 可达性，从而调节基因的表达水平。非编码 RNA 是指那些不能翻译成蛋白质的 RNA 分子，它们可以通过调节转录后基因表达的稳定性、转录和翻译等方面影响基因表达调控。

3. 细胞信号转导通路

细胞信号转导通路是细胞内外信息传递的一个重要过程，与许多肿瘤的发生和发展密切相关。在 TRCs 关键基因通路中，与细胞信号转导相关的通路包括 Wnt/β-catenin 通路、Hedgehog 信号通路、Notch 信号通路等。

Wnt/β-catenin 通路是一个与细胞增殖和分化调控相关的信号通路，在多种肿瘤中发现被激活。Hedgehog 信号通路是一个调节胚胎发育和组织修复的信号通路，在某些肿瘤中被激活。Notch 信号通路则与细胞分化和增殖调控相关，在多种肿瘤中发现被激活。

2.6.2　重要的信号转导通路（如 Wnt、Hedgehog、Notch 等）和调节基因的作用

信号转导通路是一种广泛存在于细胞中的信号传递机制，它使得细胞能够接受来自环境和其他细胞的信号，并将这些信号转化为细胞内的生化和生理反应。这些通路对于生命的正常运转具有至关重要的作用，包括细胞增殖、分化、凋亡、细胞骨架的调节等。下面将详细介绍几个重要的信号转导通路，包括 Wnt、Hedgehog 和 Notch，并讨论它们是如何影响调节基因的。

1. Wnt 通路

Wnt 通路是一种重要的信号转导通路，它通过调节 β-catenin 的稳定性来调控基因表达和细胞命运。Wnt 信号的传递开始于细胞外，Wnt 蛋白与细胞膜上的 Frizzled（Fzd）受体结合，使得 Fzd 和另一个膜蛋白 LRP5/6 形成一个复合物。这个复合物的形成会激活 Dishevelled（Dvl）蛋白，使得 Axin 蛋白和 GSK3β 蛋白的复合物被释放。在正常情况下，这个复合物会促进 β-catenin 的降解，从而抑制 Wnt 通路。但是在 Wnt 信号的激活下，Axin 和 GSK3β 失去了对 β-catenin 的控制，使得 β-catenin 逃脱降解并进入细胞核，与 TCF/LEF 转录因子结合，激活 Wnt 靶基因的转录。

Wnt 通路对于调节基因表达和细胞命运具有重要的作用。在胚胎发育过

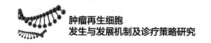

程中，Wnt 通路可以调控神经系统、肌肉、骨骼等器官的发育。在成年后，Wnt 通路参与细胞增殖、分化、干细胞自我更新等生理过程，也参与肿瘤发生和进展。此外，Wnt 通路还与其他信号转导通路如 PI3K/Akt、MAPK/ERK、Hedgehog 等相互作用，共同调控基因表达和细胞命运。

2. Hedgehog 通路

Hedgehog 通路是一种在胚胎发育和成人组织再生中都起着重要作用的信号转导通路。它由三个基本组件组成：Hedgehog 蛋白、Patched 受体和 Smoothened 受体。在正常情况下，Patched 受体位于细胞膜上，抑制 Smoothened 受体的活性。但是当 Hedgehog 蛋白存在时，它会与 Patched 受体结合，释放 Smoothened 受体的抑制，从而激活 Hedgehog 通路。激活的 Hedgehog 通路通过调控转录因子 Gli 的活性来影响基因表达和细胞命运。

Hedgehog 通路参与了胚胎发育和成人组织再生过程。在胚胎发育中，Hedgehog 通路参与调节胚胎器官的形成和定位，例如神经管、心脏、肺等器官。在成人体内，Hedgehog 通路参与肌肉和骨骼组织的再生和修复。此外，Hedgehog 通路还参与肿瘤发生和进展。例如，在皮肤癌、胶质母细胞瘤等多种肿瘤中，Hedgehog 通路过度活化会导致细胞的增殖和转移。

3. Notch 通路

Notch 通路是一种在细胞分化和命运决定中发挥重要作用的信号转导通路。Notch 通路的活性通过细胞表面的 Notch 受体和细胞外的 Delta 或 Jagged 配体之间的相互作用来调节。当配体与受体结合时，受体的胞质尾部被剪切并释放到细胞核中，与转录因子 CBF1/RBP-J 结合并激活 Notch 靶基因的转录。

Notch 通路在胚胎发育和成人细胞中都具有重要作用。在胚胎发育中，Notch 通路参与了神经系统、心血管系统和免疫系统的发育。在成人体内，Notch 通路参与了神经干细胞和肌肉干细胞的分化和自我更新。此外，Notch 通路还参与了多种癌症的发生和进展，例如胸腺癌、乳腺癌和胰腺癌等。

这些信号转导通路可以通过调节基因的表达来影响细胞的命运和生理功

能。每个通路都有特定的靶基因，这些基因在细胞增殖、分化和凋亡等方面发挥重要作用。例如，在 Wnt 通路中，Axin2、Cyclin D1、c-Myc 等基因被认为是 Wnt 通路的靶基因，它们参与了细胞增殖、分化和成熟等过程。在 Hedgehog 通路中，Gli1、Ptch1、Bcl2 等基因被认为是 Hedgehog 通路的靶基因，它们参与了细胞增殖、分化和生存等方面的调节。在 Notch 通路中，Hes1、Hes5、Hey1 等基因被认为是 Notch 通路的靶基因，它们参与了细胞分化和自我更新等过程。这些信号转导通路和调节基因的异常活化与多种疾病的发生和发展相关。例如，Wnt 通路的过度活化与多种癌症的发生和进展相关，如结肠癌、肺癌、乳腺癌等。在这些癌症中，Wnt 通路的异常活化导致细胞增殖和转移的加速。因此，Wnt 通路成为了治疗这些癌症的新靶点。同样地，Hedgehog 通路和 Notch 通路的异常活化也与多种癌症的发生和进展相关。例如，Hedgehog 通路的异常活化与胶质母细胞瘤、皮肤癌和胆管癌等多种肿瘤的发生和进展相关。而 Notch 通路的异常活化与乳腺癌、胰腺癌、肺癌和胆囊癌等多种癌症的发生和进展相关。

细胞间的信号传递是维持生命的关键机制之一。Wnt、Hedgehog 和 Notch 等信号转导通路通过调节基因的表达来影响细胞的命运和生理功能。这些通路参与了胚胎发育、成人组织再生和多种疾病的发生和发展。研究这些信号转导通路的功能和调节基因的表达，对于理解细胞生物学和开发新的治疗方法具有重要意义。

2.6.3　细胞周期、凋亡和增殖相关的基因和通路

TRCs 具有特殊的细胞周期、凋亡和增殖相关的基因和通路，这些基因和通路对于 TRCs 的生存和增殖起到至关重要的作用。本节将从 TRCs 的细胞周期、凋亡和增殖相关的基因和通路三个方面进行详细的解释。

1. TRCs 的细胞周期

细胞周期是指细胞从一个分裂事件到下一个分裂事件的时间间隔，包括 G1 期、S 期、G2 期和 M 期四个阶段。在 TRCs 中，细胞周期的调控异

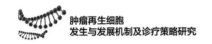
常，导致细胞进入 S 期和 M 期的比例增加，从而导致细胞不断分裂和增殖。
TRCs 的细胞周期主要受以下基因和通路的调控。

（1）CDK/cyclin 复合物。

CDK/cyclin 复合物是调控细胞周期的重要因子之一，其中 CDK 是蛋白
激酶，cyclin 则是蛋白质。在细胞周期的不同阶段，不同种类的 cyclin 与
CDK 结合形成复合物，进而调控细胞周期的不同阶段。在 TRCs 中，CDK/
cyclin 复合物的异常表达导致细胞周期的失控，进而导致肿瘤的增殖和扩散。

（2）p53 通路。

p53 是细胞周期调控的关键因子之一，它能够通过多种途径调节细胞周
期，如促进 G1 期和 G2 期的停滞、促进凋亡等。在正常情况下，p53 的表达
受到 MDM2 的负调控。当细胞遭受 DNA 损伤等应激刺激时，p53 的表达会
升高，从而调控细胞周期和凋亡。在 TRCs 中，p53 通路的异常表达导致细
胞周期的失控和凋亡的降低，从而促进肿瘤的增殖和扩散。

（3）RB 通路。

RB 是另一个重要的细胞周期调控因子，它能够调控细胞进入 S 期，从
而控制细胞的增殖。在正常情况下，RB 与 E2F 蛋白结合形成复合物，从而
阻止细胞进入 S 期。当细胞需要进入 S 期时，E2F 蛋白会被释放出来，从而
促进细胞进入 S 期。在 TRCs 中，RB 通路的异常表达导致细胞进入 S 期的失控，
从而促进肿瘤的增殖和扩散。

2. TRCs 的凋亡通路

凋亡是一种重要的细胞死亡方式，它在维持组织和器官的平衡和正常发育
中起到至关重要的作用。在 TRCs 中，凋亡通路异常，导致肿瘤细胞无法死亡，
从而促进肿瘤的增殖和扩散。下面介绍几个重要的凋亡通路及其调控因子。

（1）Bcl-2 家族。

Bcl-2 家族是调控凋亡的重要因子之一，包括抑制凋亡的成员如 Bcl-2、
Bcl-XL 等，以及促进凋亡的成员如 Bax、Bak 等。在正常情况下，Bcl-2 家
族成员能够通过相互作用，调节线粒体膜电位和钙离子等通路，从而调节凋
亡的发生。

（2）Caspase 通路。

Caspase 是调节凋亡的关键因子之一，它能够通过活化和调节凋亡的信号通路，从而促进凋亡的发生。在 TRCs 中，Caspase 通路的异常表达导致凋亡的降低，从而促进肿瘤的增殖和扩散。

（3）p53 通路。

除了在细胞周期中的重要作用外，p53 还能够通过调节凋亡通路来促进肿瘤细胞的死亡。在应激刺激下，p53 能够通过促进 Bax 的表达、抑制 Bcl-2 等机制来调节凋亡通路。

3. TRCs 的增殖通路

TRCs 的异常增殖是肿瘤形成和发展的主要原因之一。下面介绍几个重要的增殖通路及其调控因子。

（1）PI3K/Akt/mTOR 通路。

PI3K/Akt/mTOR 通路是一个重要的细胞增殖和存活调控通路。它通过调节细胞生长、代谢和蛋白合成等过程来促进细胞增殖。这个通路在多种肿瘤中被异常激活，促进肿瘤的增殖。

（2）MAPK 通路。

MAPK 通路参与调节细胞的增殖、分化和存活等生物学过程。它包括多个级联激酶，如 Ras、Raf 和 ERK。异常激活的 MAPK 通路与多种肿瘤的发生和发展密切相关。

（3）Wnt/β-catenin 通路。

Wnt/β-catenin 通路在胚胎发育和组织再生中起着重要作用。当 Wnt 蛋白与其受体结合时，细胞内 β-catenin 被稳定并进入细胞核，促进增殖相关基因的转录。异常激活的 Wnt/β-catenin 通路与多种肿瘤的发生和发展相关。

2.6.4　通过转录组分析和功能实验鉴定关键基因和通路

1. TRCs 的转录组分析

转录组分析是一种系统研究基因表达的方法。通过测量基因表达水平，可以确定哪些基因在 TRCs 中高表达或低表达。为了进行转录组分析，需要先获得 TRCs 的 RNA。在 RNA 提取后，可以通过不同的技术对 RNA 进行测序，如 RNA-Seq、芯片测序和单细胞 RNA-Seq 等，下面以 RNA-Seq 为例进行说明。

RNA-Seq 是一种高通量测序技术，能够对 RNA 样本进行全转录组测序，包括 mRNA、ncRNA、miRNA 等。RNA-Seq 的主要流程包括 RNA 提取、cDNA 合成、文库构建和高通量测序。通过对测序数据进行比对，可以确定基因的表达水平，包括基因表达水平的绝对值和相对表达水平。对于绝对表达水平，可以使用 FPKM（每百万条单次阅读计数）或 TPM（每百万转录本数）等指标进行量化。对于相对表达水平，可以使用对数值（例如，log2FC）进行比较。使用 RNA-Seq 分析 TRCs 的转录组时，可以通过以下步骤鉴定关键基因和通路。

（1）差异表达基因分析。

差异表达分析是比较不同条件下基因表达水平的分析方法。在 TRCs 和正常细胞之间进行比较，可以确定哪些基因在 TRCs 中高表达或低表达。差异表达分析可以使用一系列方法进行，包括 DESeq2、edgeR 和 limma 等。这些方法可以通过一些参数，如 p 值、FDR 和 fold change 等，确定基因是否差异表达。

（2）富集分析。

富集分析可以确定哪些基因集合在 TRCs 中富集。这些基因集合可以是具有共同功能或参与相同通路的基因。富集分析可以通过生物信息学工具和数据库进行，如 GO 分析、KEGG 分析和 Reactome 分析等。这些工具可以将差异表达分析的基因集合与已知基因功能和通路进行比较，以确定哪些基因集合在 TRCs 中富集。富集分析可以确定哪些通路在 TRCs 中激活或受抑制。

（3）基因共表达网络分析。

基因共表达网络分析可以通过检测基因间的共表达模式，来确定哪些基因在 TRCs 中具有共同功能或参与相同通路。基因共表达网络可以通过 WGCNA（加权基因共表达网络分析）等工具构建。基因共表达网络分析可以确定 TRCs 中的基因调控网络，包括主导调控子网络和关键调控基因。

通过这些分析，可以鉴定 TRCs 中的关键基因和通路。但是，这些分析只能提供相关基因和通路的信息，无法证明它们的生物学意义。因此，需要进行功能实验以确定这些基因和通路的生物学功能。

2. TRCs 的功能实验

功能实验是通过转录组分析鉴定的基因和通路进行生物学验证的方法。它可以用于确定这些基因和通路的生物学功能，包括调节细胞增殖、自我更新、侵袭、转移和耐药性等。功能实验包括基因敲除、基因过表达、药物治疗和细胞分化等。以下是几种常用的功能实验方法。

（1）基因敲除实验。

基因敲除实验是通过 CRISPR/Cas9 或 RNA 干扰等技术将目标基因靶向敲除，以评估其在 TRCs 中的生物学功能。这种方法可以确定哪些基因在 TRCs 中具有关键作用。敲除基因的细胞可以通过细胞增殖、凋亡、自我更新、细胞周期和转移等方面进行功能鉴定。

（2）基因过表达实验。

基因过表达实验是通过转染或转化技术将目标基因过度表达，以评估其在 TRCs 中的生物学功能。这种方法可以确定哪些基因对 TRCs 的增殖、自我更新、侵袭、转移和耐药性等方面具有重要作用。

（3）药物治疗实验。

药物治疗实验是通过体外或体内测试药物对 TRCs 生长和存活的影响，以确定哪些通路在 TRCs 中具有重要作用。这种方法可以用于筛选潜在的抗肿瘤药物和开发个体化治疗方案。

（4）细胞分化实验。

细胞分化实验是通过体外或体内诱导 TRCs 分化，以评估其在 TRCs 中的生物学功能。这种方法可以确定哪些基因和通路调节 TRCs 的分化和成熟。

通过转录组分析和功能实验，可以鉴定 TRCs 中的关键基因和通路，并确定它们在肿瘤发生和发展中的作用。这些结果可以为肿瘤治疗提供新的靶点和治疗策略，并为临床转化提供理论基础。

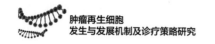
2.7 肿瘤再生细胞的诱导因子与临床指导意义

2.7.1 TRCs 的诱导因子

TRCs 的形成和发展受到多种因素的影响，包括外部环境因素、细胞内因素和肿瘤微环境因素等。下面将从这三个方面介绍 TRCs 的诱导因素。

1. 外部环境因素

（1）化疗药物。一些研究表明，化疗药物可能会诱导肿瘤细胞向 TRCs 转化。这是由于化疗药物的作用机制导致肿瘤细胞基因突变，从而使得肿瘤细胞获得干细胞的特性，并形成 TRCs。

（2）辐射。放射线和其他形式的辐射也可能导致肿瘤细胞的突变和转化，从而诱导 TRCs 的形成。

（3）病毒感染。一些病毒，如人乳头瘤病毒和肝炎病毒等，可能导致癌症细胞的突变和转化，从而促进 TRCs 的形成。

（4）营养不良。营养不良可能导致身体免疫力下降，从而增加患癌症的风险。同时，营养不良也可能影响癌症细胞的代谢，从而影响 TRCs 的形成和发展。

2. 细胞内因素

（1）基因突变。癌症是由基因突变引起的疾病，而 TRCs 的形成也与基因突变有关。肿瘤细胞可能通过基因突变获得干细胞的特性，并形成 TRCs。

（2）表观遗传学改变。表观遗传学改变是指基因表达的改变，而非基因序列的改变。一些研究表明，表观遗传学改变也可能导致肿瘤细胞转化为 TRCs。

（3）蛋白质调控。蛋白质调控是指细胞内部分子的互动和相互作用，包括信号传导和转录因子等。一些研究表明，蛋白质调控也可能促进肿瘤细胞转化为 TRCs。

（4）细胞周期控制失衡。细胞周期控制是指细胞分裂的调控过程。一些研究表明，细胞周期控制失衡也可能导致肿瘤细胞转化为 TRCs。

3. 肿瘤微环境因素

（1）细胞因子。肿瘤微环境中的细胞因子可能影响肿瘤细胞的增殖、分化和迁移。

（2）细胞外基质。细胞外基质是指细胞周围的结构和分子。肿瘤细胞与细胞外基质的相互作用可能影响肿瘤细胞的形态和功能。

（3）免疫细胞。肿瘤微环境中的免疫细胞可能通过分泌细胞因子和直接作用于肿瘤细胞，影响 TRCs 的形成和发展。

（4）血管生成。肿瘤微环境中的血管生成可能促进肿瘤细胞的增殖和生长。

总之，TRCs 的形成和发展受到多种因素的影响，包括外部环境因素、细胞内因素和肿瘤微环境因素等。这些因素的相互作用和影响可能导致肿瘤细胞转化为 TRCs，从而增加肿瘤的恶性程度和难治性。因此，对 TRCs 的形成和发展的研究具有重要的临床意义，可以为癌症的治疗和预防提供新的思路和策略。

2.7.2 TRCs 的治疗策略和临床应用

TRCs 是一类能够在体内不断分裂和产生新的肿瘤细胞的细胞类型，是导致癌症复发和转移的主要原因之一。目前，TRCs 的检测和治疗成为了癌症治疗领域的热点问题之一。下面将分别介绍 TRCs 的治疗策略和临床应用。

1. TRCs 的治疗策略

肿瘤干细胞是 TRCs 的一种，是具有自我更新和分化能力的细胞。因此，通过针对肿瘤干细胞的治疗，可以有效地消除 TRCs。

目前已经有许多针对肿瘤干细胞的治疗策略被提出，包括靶向肿瘤干细胞的抗体和小分子化合物、诱导肿瘤干细胞向分化状态的药物等。其中，一些已经被证明具有较好的疗效，如以下几种：

（1）化学治疗。一些化学治疗药物，如紫杉醇和顺铂等，已被证明能够抑制肿瘤干细胞的增殖和自我更新能力，从而有效地降低肿瘤复发的可能性。

（2）辅助治疗。除了化学治疗外，辅助治疗也是一种常见的肿瘤干细胞治疗策略。例如，针对乳腺癌的辅助治疗常常包括手术、放疗和内分泌治疗等，这些治疗手段可以有效地消除肿瘤干细胞。

（3）免疫治疗。免疫治疗是一种越来越受关注的肿瘤干细胞治疗策略。通过激活机体免疫系统的应答，识别和杀死肿瘤干细胞。目前，一些针对肿瘤干细胞的免疫治疗已经进入了临床试验阶段。

（4）基因治疗。基因治疗也是一种针对肿瘤干细胞的治疗策略。通过基因编辑技术和RNA干扰技术等手段，可以精准地调控肿瘤干细胞的基因表达，从而抑制其生长和分化能力。

2. TRCs 的临床应用

（1）癌症预后评估。TRCs是导致癌症复发和转移的主要原因之一。通过检测TRCs的存在和数量，可以对癌症的预后进行评估，从而指导治疗方案的制定。

（2）药物筛选。TRCs对传统化疗药物具有较高的耐药性，因此寻找新的针对TRCs的治疗药物显得尤为重要。通过使用TRCs作为药物筛选的模型，可以筛选出具有较好疗效的新药物，从而提高肿瘤治疗的效果。

（3）个性化治疗。TRCs具有高度的异质性，不同患者TRCs的数量和特性也不同。因此，通过检测TRCs的存在和数量，可以为患者提供个性化的治疗方案，从而提高治疗效果。

（4）监测治疗效果。TRCs的存在和数量可以用来监测肿瘤治疗效果。通过检测TRCs的变化，可以及早发现治疗的效果，及时调整治疗方案，避免肿瘤复发和转移。

总的来说，TRCs是导致肿瘤复发和转移的主要原因之一。针对TRCs的治疗策略和检测方法的研究已经成为肿瘤研究的热点之一。通过有效地检测TRCs的存在和数量，制订个性化的治疗方案，采取合理的治疗策略，可以提高肿瘤治疗的效果，降低肿瘤复发和转移的风险，从而最终实现癌症的有效治疗和治疗后的患者康复。在未来，随着技术的不断进步和研究的深入，相信TRCs治疗的效果将不断提高，为癌症患者带来更多的希望和机会。

第 3 章　基于超分辨可视化力学信号检测与加载模型研究

3.1　超分辨率三维生物力可视化测量研究

超分辨率（Super Resolution，SR）[134]，是指利用光学及相关光学知识，根据已知图像信息，恢复图像细节和其他数据信息的过程。简单来说就是增大图像的分辨率，防止其图像质量下降。超分辨率的方法包括传统方法和深度学习的方法，由于深度学习方法在性能上远远领先于传统方法，有着更好的图像超分辨率表现，因此下面主要介绍有关深度学习的超分辨率方法。图像超分辨率表现如图 3-1 所示。

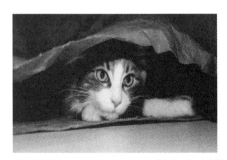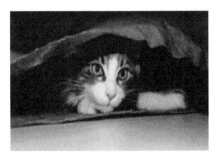

图 3-1　图像超分辨率表现

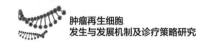
简单来说，超分辨率方法分为三类：基于插值的方法、基于重建的方法和基于学习的方法（即深度学习方法）。另外，根据输入输出的不同，SR方法也可以按照图3-2分类。

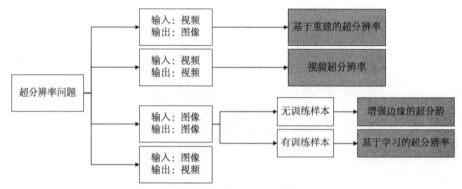

图 3-2　超分辨率按输入输出不同分类

传统方法中，基于插值的方法包括最近邻插值、双线性插值和双三次插值等，具有算法简单、处理速度快等优点，但在诸如边缘、纹理等像素突变处的处理效果差，易出现锯齿和块效应；基于重构的方法包括频域方法和空域方法，但无法很好地模拟现实场景；基于浅层学习的方法主要包括机器学习、流形学习、样本学习和稀疏编码等，用于数据量较小的情况，人为设计特征过程较复杂。

基于深度学习的方法可以分为基于卷积神经网络（Convolutional Neural Network，CNN）的SR方法、基于残差网络（Residual Network，ResNet）[135]的SR方法和基于生成对抗网络（Generative Adversarial Networks，GAN）的SR方法。

近年来，基于卷积神经网络的深度学习算法在单张自然图像超分辨（Single Image Super Resolution，SISR）领域取得了巨大的进展，可将输入的低分辨率模糊图像上采样为细节清晰的高分辨率图像。目前，这些深度学习超分辨算法正快速运用到显微成像领域，例如，将单张宽场荧光显微图像作为超分辨神经网络的输入，即可得到突破衍射极限分辨率的超分辨图像输出。但与自然图像超分辨任务有所区别的是，超分辨荧光显微成像需要的不仅是视觉效果上的提升，更重要的是超分辨重建的结果必须保真、可信，才能服务于生物医学研究。然而，面对复杂度多样的生物结构以及不同信噪比和分辨率的显微成像条件，现有超分辨神经网络模型与传统超分辨成像方法相比孰优孰劣？以及在不同成像条件下，生物学家在多大程度上能够信任这些模型的输出结果？是否可以利用显微成像的特点进一步提升超分辨神经网络的性能？以及这些超分辨神经网络是否能应用到生物医学研究中并发现新现象？这些基本问题在这一新兴领域依然处于未知状态。

2021 年 1 月 21 日，中国科学院生物物理所李栋课题组与清华大学自动化系、清华大学脑与认知科学研究院戴琼海课题组，在 Nature Methods 杂志以长文（Article）形式发表题为 *Evaluation and development of deep neural networks for image super-resolution in optical microscopy* 的论文，用自主开发的多模态结构光照明超分辨显微镜（Multi-modality Structured Illumination Microscopy）采集了可用于深度学习模型训练的高质量公开数据集 BioSR，并提出测评矩阵（assessment matrix）方法，从多个维度综合分析了现有超分辨卷积神经网络模型对于显微图像的超分辨性能。在此基础上，该论文深度挖掘图像超分辨过程中的频域特征，提出傅里叶域注意力卷积神经网络（Deep Fourier Channel Attention Network，DFCAN）[136] 和傅里叶域注意力生成对抗网络（Deep Fourier Generative Adversarial Network，DF-GAN），相较于其他超分辨 CNN 模型，DFCAN 和 DFGAN 可以在不同成像条件下实现最优的显微图像超分辨预测和结构光超分辨图像重建效果，进一步提升了超分辨活细胞成像的性能，并观测到线粒体内脊、线粒体拟核、内质网、微丝骨架等生物结构的动态互作新行为。

未来在超分领域的改进方向，可以包括提出更复杂的损失函数；实现任意的超分辨率构建；提升性能的同时，追求轻量化；多种网络模块的有效组合；如何降低数据集图片质量，如盲超分技术来解决未知退化模型问题。

另外，无监督的超分技术、多模态的超分技术、特殊领域与真实场景的超分技术也是一个大坑，需要更多的研究来探索其中的奥秘。

总的来说，超分的用处还是很大的，需要我们不断的努力。

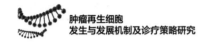

3.1.1 超分辨领域综述

超分辨率（Super Resolution，SR）[134] 是从给定的低分辨率（LR）图像中恢复高分辨率（HR）图像的过程，是计算机视觉的一个经典应用。SR是指通过软件或硬件的方法，从观测到的低分辨率图像重建出相应的高分辨率图像（说白了就是提高分辨率），在监控设备、卫星图像遥感、数字高清、显微成像、视频编码通信、视频复原和医学影像等领域都有重要的应用价值。

近年来，使用深度学习技术的图像超分辨率有显著进步。现有的使用深度学习方法解决图像超分辨率问题的研究工作主要分成三个部分：

（1）supervised SR（有监督学习的图像超分辨率）；

（2）unsupervised SR（无监督学习的图像超分辨率）；

（3）domain-specific SR（特定应用领域的图像超分辨率）。

1. 超分辨率 SR 问题定义

LR（低分辨率）图像为以下处理过程的输出：

$$I_x = \mathcal{D}(I_y; \delta) \tag{3-1}$$

其中，$\mathcal{D}$ 代表一个退化映射函数，I_y 代表相应的 HR（高分辨率）图像，δ 代表这个映射过程中的一些其他参数（例如，比例因子或者噪声项）多数情况下，只提供 LR 图像，需要恢复相应的 I_y：

$$\widehat{I_y} = \mathcal{F}(I_x; \theta) \tag{3-2}$$

$$\mathcal{D}(I_y; \delta) = (I_y \otimes \kappa) \downarrow_s + n_\varsigma, \{\kappa, s, \varsigma\} \subset \delta \tag{3-3}$$

其中，$\downarrow s$ 为比例因子 S 的降采样操作；$I_y \otimes \kappa$ 代表模糊核 κ 与 HR 图像之间的卷积操作；n_ς 为可加的带标准差 ς 的高斯白噪声。式（3-3）与式（3-2）相比，更接近实际情况，对 SR 更加有利。

$$\text{PSNR} = 10 \cdot \log_{10}\left(\frac{L^2}{\text{MSE}}\right) \tag{3-4}$$

在式（3-4）中，8 bit 表示一个像素点的取值，取值范围为 0 ~ 255，L 是可能的最大像素值（对于 8 位 RGB 图像，它是 255），PSNR 的典型值从 20 到 40 不等，越高越好。从式子可以看出，L 一定，PNSR 只与像素间的 MSE 有关，所以，PSNR 只关心像素值之间的差异，它并不能很好地代表感知质量。PSNR 在真实场景的 SR 衡量效果较差，但由于缺乏感知衡量标准，运用最为广泛。

2. 结构相似度 SSIM

结构相似度（SSIM）[138] 是在亮度、对比度和结构三个相对独立比较的基础上提出的用于测量图像之间结构相似度的指标。抽象地说，SSIM 公式可以表示为亮度、对比度和结构比较的加权乘积，分别计算。

$$\text{SSIM}(I, \hat{I}) = [\mathcal{C}_l(I, \hat{I})]^{\alpha}[\mathcal{C}_c(I, \hat{I})]^{\beta}[\mathcal{C}_s(I, \hat{I})]^{\gamma} \tag{3-5}$$

式中，α，β 和 γ 分别为亮度、对比度和结构比较函数的权重。常用的 SSIM 公式表示如下：

$$\text{SSIM}(I, \hat{I}) = \frac{(2\mu_I \breve{\mu}_{\hat{I}} + C_1)(\sigma_{I\hat{I}} + C_2)}{(\mu_I^2 + \mu_{\hat{I}}^2 + C_1)(\sigma_I^2 + \sigma_{\hat{I}}^2 + C_2)} \tag{3-6}$$

式中，$\mu(I)$ 代表了一个特定图像的均值，$\sigma(I)$ 表示了特定图像的方差，$\sigma(I, \hat{I})$ 表示了两张图像的协方差，C_1，C_2 是设置的常量，避免计算的不稳定。SSIM 从 HVS 的角度来评价重建质量，更符合视觉感知，被广泛应用。

由于图像统计特征可能分布不均或失真，局部评估图像质量比全局更可靠。均值 SSIM（MSSIM）是一种局部评估质量的方法，它将图像分割成多个窗口，并对每个窗口获得的 SSIM 进行平均。

3. 监督式 SR 方法框架

1）前置上采样 SR

该方法首先对低分辨率图像进行插值，得到"粗"的高分辨率图像。

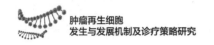

　　直接从 LR 图像学习 HR 图像存在一定难度，利用传统方法（双三次插值）上采样，再通过神经网络优化重建高质量的细节，是一种直接的解决方案。SR CNN 学习经过插值处理的 LR 图像到 HR 图像之间的映射。

　　优点：通过传统算法进行上采样，神经网络只需要对粗 HR 图像进行精细化处理，大大降低了学习难度。可以将任意大小的插值处理后的图像作为输入，效果与单尺度模型相当。

　　预先上采样方法的副作用：噪声放大、模糊、在高维空间计算造成的时间和空间成本大。由于这里没有使用转置卷积，checkerboard artifacts 可能会被绕过，如图 3-3 所示。

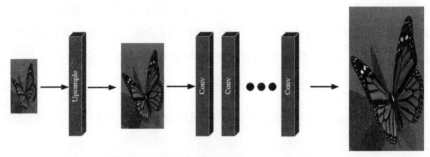

图 3-3　前置上采样（Pre-upsample）SR

　2）后置上采样 SR

　　在这种情况下，低分辨率图像被传递到 CNNs。上采样在最后一层使用可学习层来执行。将上采样操作移至网络末端，在低维空间中学习映射，如图 3-4 所示。

　　优点：在较低维空间（上采样前）进行特征提取，从而降低了计算复杂度。此外，通过使用一个可学习的上采样层，可以对模型进行端到端的训练。

　　缺点：分辨率提升只在网络后端发生，计算复杂度大大提升。上采样只在一个步骤中进行，学习大的上采样因子的难度很大。每个尺度都需要单独的 SR 模型，无法满足多尺度 SR 的需要。

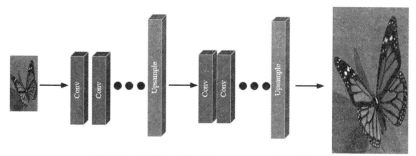

图 3-4　后置上采样（Post-upsampling）SR

3）逐步上采样 SR[139]

在上面的组中，虽然计算复杂度降低了，但是只使用了一个上采样卷积。这使得大尺度缩放的学习过程更加困难。为了解决这个缺陷，Laplacian Pyramid SR Network 和 progressive SR 采用了逐步上采样的框架。在这种情况下，模型使用级联神经网络在较小的尺度上每一步逐步重建高分辨率的图像，如图 3-5 所示。

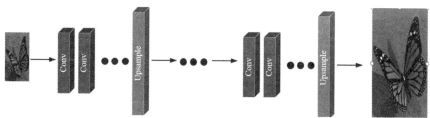

图 3.5　逐步上采样（Progressive upsampling）SR

通过将一个困难的任务分解成更简单的任务，可以大大降低学习难度，获得更好的性能。此外，像 curriculum learning 这样的学习策略可以进一步降低学习难度，提高最终的 performance。lapSRN 采用渐进式 SR 框架，解决了后置上采样（Post-upsampling）SR 框架无法满足的多尺度问题。采用连续的神经网络结构，逐步重建高分辨率图片。MS-LapSRN 和 progressive SR 也采用了这个框架。但存在模型复杂、训练难度大的问题。

4）迭代上下采样 SR[140]

另一种流行的模型架构是 hourglass（或 U-Net）结构。有些变体，如

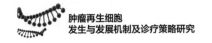
Stacked Hourglass 网络使用几个连续的 hourglass 结构，有效地在上采样和下采样过程之间交替。

该框架下的模型能够更好地挖掘出低分辨率图像和高分辨率图像对之间的深层关系，从而提供更高质量的重建结果。为了探究 LR-HR 图像对之间的关系，将一种有效的迭代过程——反向投影引入 SR 中，迭代地上采样 - 下采样操作，迭代地应用反向投影精细化图像。计算重建误差，再将其融合回来调整 HR 图像的强度。DBPN 采用这种结构，将一系列中间 HR 结果联系起来重构成最后的 HR 结果，如图 3-6 所示。

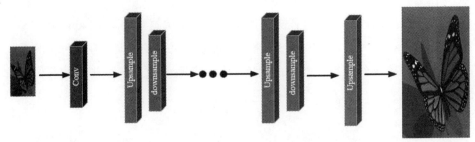

图 3-6　迭代上下采样（Iterative upsampling）SR

4. 上采样方法细化

除了模型中的上采样位置外，如何执行上采样也非常重要。尽管存在多种传统的上采样方法，但利用 CNN 来学习端到端的上采样已逐渐成为一种趋势。在本节中，我们将介绍一些传统的基于插值的算法和基于深度学习的上采样方法。

1）最近邻插值和双线性插值 [141]

最近邻插值：每个待插值的位置选择最相邻的像素值，而不考虑其他像素，处理速度快，生成图片质量低、块状化。

双线性插值：每次在一个轴上进行，然后在另一个轴上再次进行。保持速度较快的同时，性能比最近邻插值好得多。感受野为 2×2 双三次插值同样，双三次插值对图像的两个维度进行三次插值，需要 4×4 的像素进行计算，计算速度慢，效果更平滑。anti-aliasing 的双三次插值是目前构造 SR 数据集的主流方法。

基于插值的上采样方法只能通过图像的本身内容提高图像的分辨率，并没有带来更多信息，相反还有噪声放大、计算复杂度增加、结果模糊等副作用。

2）转置卷积[142]

通过插入零值，进行卷积来提高图像的分辨率。由于转置卷积在保持与卷积兼容的连接模式的同时以端到端的方式放大了图像大小，因此它被广泛用作 SR 模型的上采样层。

然而，该层很容易在每个轴上引起"不均匀重叠"，并且两个轴上的相乘结果进一步创建了大小变化的棋盘状图案，从而损害了 SR 性能。

3）亚像素层[143]

通过对卷积产生的多个通道进行 reshape，实现上采样。

与转置卷积层相比，亚像素层具有更大的感受野，它提供了更多的上下文信息以帮助生成更多逼真的细节。然而，由于感受野的分布是不均匀的，并且块状区域实际上共享相同的感受野，因此可能会导致在不同块的边界附近出现一些伪影。另一方面，独立预测块状区域中的相邻像素可能会导致输出不平滑。

4）Meta upscale module[144]

以前的方法需要预先定义缩放因子，即针对不同的因子训练不同的上采样模块，效率低下，而且不符合实际需求。Meta upscale 模块基于元学习解决任意比例因子的 SR。具体来说，对于 HR 图像上的每个目标位置，此模块将其投影到 LR 特征图上的一个小块（即 k×k×cin），根据密集层的投影偏移和缩放因子预测卷积权重（即，k×k×cin×cout）并执行卷积。

这样，Meta upscale module 可以通过单个模型以任意因子连续放大它。并且由于大量的训练数据（同时训练多个因素），该模块在固定因素上可以表现出相当甚至更好的性能。但是，该方法基于与图像内容无关的多个值来预测每个目标像素的大量卷积权重，因此当面对较大放大倍数时，预测结果可能不稳定且效率较低。

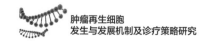
5. 常用网络结构设计[145]

除了经典的 2D 卷积，网络中还可以使用一些有趣的变体来改进结果。Dilated 卷积可以提供更有效的感受野，因此可以使用长距离依赖的信息。Skip connections、Spatial Pyramid Pooling 和 Dense Blocks 推动了低级特征和高级特征的结合，以提高性能。各种模型结构如图 3-7 所示。

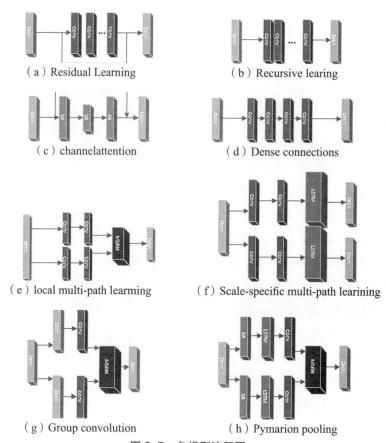

（a）Residual Learning   （b）Recursive learing

（c）channelattention   （d）Dense connections

（e）local multi-path learming   （f）Scale-specific multi-path learining

（g）Group convolution   （h）Pymarion pooling

图 3-7　各模型流程图

1）Residual Learning[135]

全局残差学习：由于输入与输出图像高度相关，研究者尝试只学习两幅图像的残差，只需要学习一个残差映射恢复丢失的高频细节，大大降低了模型的复杂度和难度。

局部残差学习：用于缓解网络不断加深造成的梯度消失、爆炸的问题，增强网络的学习能力。

由跳跃连接和逐像素加法进行计算，前者连接输入与输出，后者在不同网络层之间进行连接。

2）Recursive Learning[146]

为了实现更大的感受野和进行更高层次的特征学习并且避免更多的参数，将递归引入模型。16 个循环的 DRCN 采用单卷积层递归，感受野达到 41×41，远大于 SRCNN 的 13×13，并且没有过多参数。

DRRN 将残差块作为递归单元进行 25 次递归，性能优于 17 个残差块的非递归基线。后来 Tai 等人提出了基于记忆块的 MemNet，记忆块由 6 个递归残块组成，每个递归的输出连接起来，再经过一个额外的 1×1 卷积进行记忆和遗忘。CARN 也采用了包含多个残差块的递归单元。Han 等提出了双状态递归网络（dual-state network，DSRN）来交换 HR 状态和 LR 状态之间的信号。在每个时间步，它们根据当前 LR 状态和 HR 状态更新 LR 状态，然后将其传输到 HR 状态进行更新。通过双态递归学习（最多 7 次递归），更好地探索了 LR-HR 图像对之间的深层关系。而 Lai 不仅将卷积层作为递归层，还将特征嵌入模块、特征上采样模块和图像上采样模块作为递归模块，对每个子问题共享参数。递归学习使得参数的数量大大减少，但带来了梯度消失和梯度爆炸的问题。因此通常将残差学习和递归学习结合来缓解这些问题。

3）Multi-path Learning

多路径学习是指通过模型的多个路径传递特性，这些路径执行不同的操作，以提供更好的建模能力。具体来说，它可以分为三种类型：

（1）Global Multi-path Learning。

全局多路径学习是指利用多个路径提取图像不同方面的特征。这些路径在传播过程中可以相互交叉，从而大大提高了特征提取的能力。LapSRN 包含一种从粗到细预测子带残差的特征提取路径，以及一种基于两种路径信息重构可见 HR 图像的图像重建路径。同样，DSRN 利用 LR 路径和 HR 路径分别在低维空间和高维空间中提取信息。这两条路径不断交换信息，进一步提高学习能力。

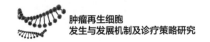

（2）Local Multi-path Learning。

MSRN 采用了一种新的多尺度特征提取块，如上图所示，在该块中，采用核大小为 3×3 和 5×5 的两个卷积运算同时提取特征，然后将输出串接起来，再次进行相同的运算，最后再进行一个额外的 1×1 卷积。最后再进行一个额外的 1×1 卷积。跳跃连接通过 elementwise 加法连接此块的输出和输入。通过这种局部多路径学习，SR 模型可以更好地从多个尺度提取图像特征，进一步提高性能。

（3）Scale-specific Multi-path Learning[147]。

不同尺度要经历相同的特征提取过程，提出这种结构，来处理单一网络下的多尺度 SR 问题。具体来说，它们共享模型的主要部分，并在网络的开始端和结束端分别附加特定尺度的预处理路径和上采样路径。在训练期间，只启用与所选比例相对应的路径。通过这种方式，大多数参数可以在不同的尺度上共享。

4）常用损失函数

利用损失函数来测量生成的高分辨率图像与 ground truth 高分辨率图像之间的差异。然后用这个差（误差）来优化监督学习模型。存在几种类型的损失函数，每一种函数都对生成的图像的不同方面进行惩罚。

通常，通过对每个损失函数的误差分别加权和求和，可以使用多个损失函数。这使得模型能够同时关注多个损失函数所贡献的方面。

3.1.2　深度学习超分辨显微成像方法

为测评现有多种超分辨神经网络在显微图像超分辨任务中的表现，以及建立基于深度学习的显微图像超分辨算法研究生态，李栋 / 戴琼海联合课题组首先利用自主搭建的整合了 TIRF-SIM、Nonlinear-SIM【3】和 GI-SIM【4】等多种超分辨成像模态的多模态结构光超分辨显微镜系统对不同生物结构进行成像，建立了一个包含四种不同复杂度的生物结构、九挡信噪比，以及提高 2 倍（Linear-SIM）、3 倍（Nonlinear-SIM）分辨率的高质量超分辨显微图像公开数据集，命名为 BioSR。以此为基础，该团队测试了多个现有超分辨神经网络模型的性能，如 SRCNN、EDSR、Pix2Pix、RCAN 等，并提出测评矩阵（assessment matrix）方法，将超分辨神经网络模型与传统 Linear-SIM 和 Nonlinear-SIM 的效果进行比较，得到了不同模型的优越区域（priority region），即给出了不同模型实现足够好的超分辨成像效果，能够用于日常生物成像实验的成像条件。

但通过分析评测矩阵结果发现，现有超分辨神经网络模型的优越区域主要集中在低复杂度生物结构和提升 2 倍分辨率（即 Linear-SIM）的成像条件下，而在生物成像实验通常使用的中、高信噪比条件下的性能则低于传统超分辨成像方法。为进一步拓展卷积神经网络在显微图像超分辨中的适用范围，提升超分辨成像和重建效果，李栋 / 戴琼海联合课题组基于高、低分辨率图像频谱覆盖范围的显著差异，提出了傅里叶域注意力卷积神经网络模型（DFCAN）和傅立叶域注意力生成对抗网络模型（DFGAN），实现了比其他超分辨神经网络模型更鲁棒的显微图像超分辨预测效果，依据测评矩阵结果，其优越区域可以拓展至中、高信噪比成像条件，可在实际生物成像实验中替代现有超分辨成像方法，大大拓展了深度学习超分辨成像方法的适用范围。

图 3-8 为傅里叶域注意力机制框架图。图示为 DFCAN 和 DFGAN 中的傅里叶域注意力机制（Fourier Channel Attention Mechanism）实现方式，即对网络中的特征图做傅里叶变换后取强度谱，再通过全局平均池化（global average pooling）和筛选机制（self-gating mechanism）获得每个特征图的权重后对其进行自适应加权。

Fourier Channel Attention(FCA) Mechanism

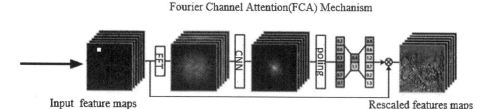

Input　feature maps　　　　　　　　　　　　　Rescaled features maps

图 3-8　傅里叶域注意力机制框架图

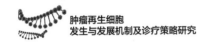

　　图 3-9 为 DFCAN 与 RCAN 的 SISR 效果对比。图（a）为宽场照明（WF）
显微图像、真值超分辨显微图像（GT-SIM）、RCAN 超分辨图像、DFCAN
超分辨图像对比；图（b）中箭头示意的荧光强度轮廓线，DFCAN 超分辨图
像的结果比 RCAN 更接近 GT-SIM；图（c）表明 DFCAN 超分辨图像在均方
差（NRMSE）、结构相似度（MS-SSIM）和分辨率（Resolution）等指标上
均比 RCAN 更接近 GT-SIM。

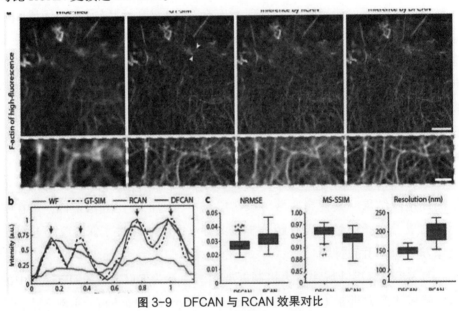

图 3-9　DFCAN 与 RCAN 效果对比

　　使用 DFCAN 和 DFGAN 单张显微图像超分辨成像方法（DFCAN-SISR
和 DFGAN-SISR），李栋 / 戴琼海联合课题组在低激发功率的拍摄条件下
对 COS-7 细胞中的线粒体内膜和线粒体拟核进行了动态活体双色成像，成
像时程（>1000 张超分辨图像）超过传统活细胞超分辨成像方法的 10 倍以
上，并成功观察到伴随着线粒体内脊形变的拟核分离和聚合现象，这表明
在动物细胞内，线粒体内脊的形变可能调控着线粒体拟核的分布和形态。
此外，他们还观察到在活细胞中环形线粒体会在细胞质流的推动下进行双
向旋转，这表明除植物细胞外，动物细胞一定程度上也用涡旋细胞质流来
调节胞内稳态。

图 3-10 为 DFCAN 和 DFGAN 超分辨活细胞成像示例。图（a）为 COS-7 细胞中线粒体内脊和线粒体拟核的双色 DFCAN/DFGAN-SISR 成像，揭示线粒体内脊形变以及随之发生的拟核分离和聚合现象；图（b）为 GI-SIM 超分辨活细胞成像，发现类似的内脊形变与拟核分离协同的动态过程，验证了 DFCAN/DFGAN-SIM 与 GI-SIM 超分辨活细胞成像效果类似，可获得高保真超分辨动态信息。

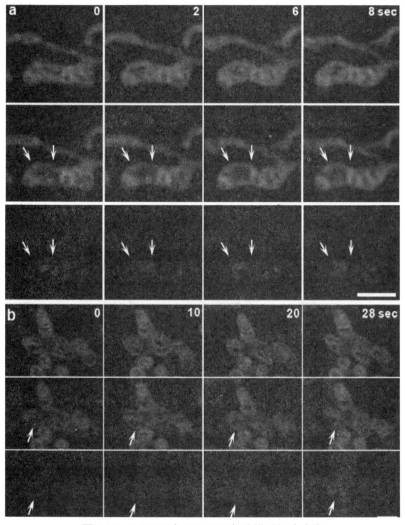

图 3-10　DFCAN 与 DFGAN 超分辨活细胞成像

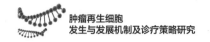

DFCAN 和 DFGAN 还可扩展用于结构光照明原始数据的超分辨重建（DFCAN-SIM 和 DFGAN-SIM），即输入多张结构光照明原始数据，输出对应超分辨图像。相较于 SISR，DFCAN-SIM 和 DFGAN-SIM 的超分辨重建结果更为准确。李栋／戴琼海联合课题组利用 DFCAN-SIM 和 DFGAN-SIM，在低激发功率的拍摄条件下对活细胞进行多色超分辨成像，发现 COS-7 细胞内吞过程中细胞微丝（F-actin）和网格蛋白小窝（CCPs）在内吞初始阶段相互作用较少，而在内吞即将结束时二者之间的相互作用大量增加；验证了线粒体的分裂和融合往往发生在其与内质网的接触位点附近。这些实验结果表明，DFCAN-SIM 和 DFGAN-SIM 能够在更低荧光信号成本的成像条件下获得与传统超分辨显微镜技术媲美的成像效果，从而扩大传统超分辨成像技术的适用范围，并为超分辨光学显微成像技术的进一步发展开拓新的技术路径。

图 3-11 是基于 DFCAN 和 DFGAN 结构光超分辨重建的活细胞成像。图（a）为 COS-7 细胞中线粒体和内质网的双色成像；图（b）为在内质网与线粒体接触位点线粒体分裂的延时图像；图（c）为在内质网与线粒体接触位点线粒体融合的延时图像。

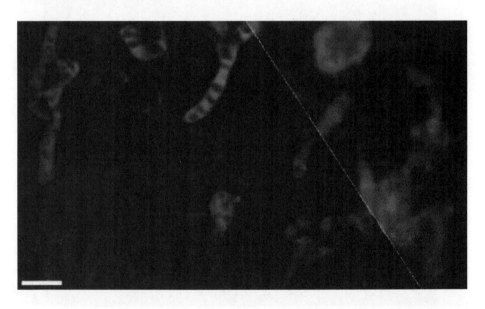

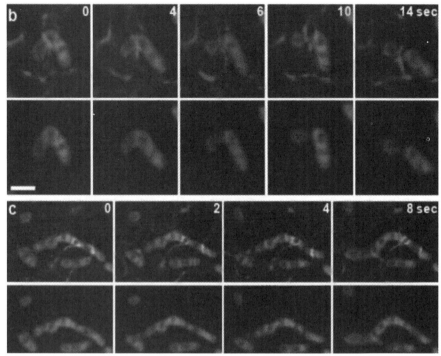

图 3-11　DFCAN 与 DFGAN 结构光超分辨重建

3.1.3　基于卷积神经网络的方法

1. SRCNN

SRCNN 是第一个 SR 深度学习网络，Image Super-Resolution Using Deep Convolutional Networks，其网络结构如图 3-12 所示，放大图如图 3-13 所示。

其存在以下问题：① 它是完全基于数据驱动的，没有结合图像中的先验知识；② 它只能对相同缩放倍数的图像进行 SR，需要重新调整网络参数并训练来实现不同尺寸的 SR；③ 由于采用插值的方法将 LR 图像的分辨率转换到 HR 图像空间中，然后再利用神经网络对放大图像进行重建，这增加了网络计算量；④ 由于使用的是浅层网络，网络的感受野较小，无法提取图像中的全局特征信息。

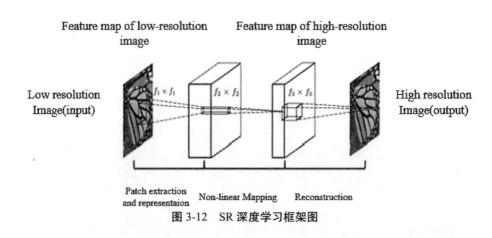

Feature map of low-resolution image

Feature map of high-resolution image

Low resolution Image(input)

$f_1 \times f_1$　$f_2 \times f_2$　$f_3 \times f_3$

High resolution Image(output)

Patch extraction and representaion　Non-linear Mapping　Reconstruction

图 3-12　SR 深度学习框架图

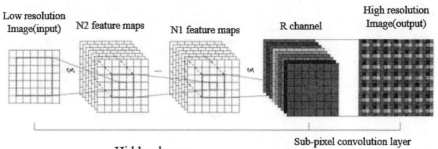

Low resolution Image(input)　N2 feature maps　N1 feature maps　R channel　High resolution Image(output)

Hidden-layers　Sub-pixel convolution layer

图 3-13　SR 深度学习放大图

2. ESPCN

ESPCN 基于像素重排列，不需要对 LR 进行上采样，使用卷积的方式逐步恢复至目标分辨率大小，本文主要贡献是提出了亚像素卷积层（sub-pixel-convolutionlayer），从而间接地实现图像的放大过程。该方法通过卷积操作实现对特征图像数量的控制，然后利用像素重排列的方式将多张特征图像融合，实现不同倍数的放大效果，以此提高了重建的效率和效果。

3. GAN

基于 GAN 的方法：当缩放因子较大时，重建的 SR 图像由于缩放因子较大而缺乏纹理细节，重建效果并不理想。而 GAN 具有强大的生成力，可以很好地解决该问题。本文将 GAN 引入了超分领域，SRGAN 的一大创新点就是提出了内容损失，SRGAN 希望整个网络在学习的过程中更加关注重建图像和原始图像的语义特征差异，而非逐个像素之间的颜色和亮度差异。SRGAN 采用改进的 VGG 网络作为特征映射，并设计了与判别器匹配的新的感知损失，克服了重构图像感知质量低的缺点，使生成的图像更加真实。但该方法缺点在于网络结构复杂，需要训练两个网络，训练过程较长。训练过程如图 3-14、图 3-15 所示。

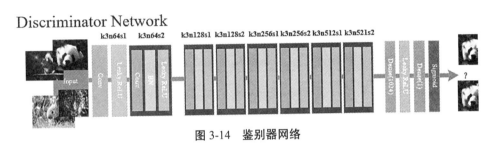

图 3-14　鉴别器网络

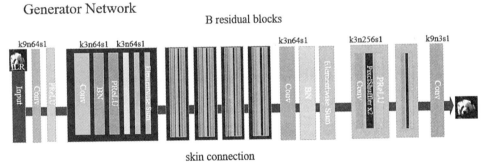

图 3-15　发电机网络图解

4. USISResNet

USISResNet 是一种无监督的超分算法，引入一种新的基于平均意见得分（Mean Opinion Score，MOS）的目标学习函数。该方法的提出使网络在训练过程中不再需要真实的 LR-HR 图像对作为数据集，提高了 SR 算法在真实世界中的推广性。

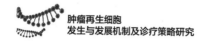
5. BSRGAN

盲超分辨率生成对抗网络（Blind Super-Resolution using Generative Adversarial Network，BSRGAN）从更加实用和深度盲模型出发，设计了一种更加适用于真实图像的退化模型。该算法包含了更加复杂的模糊退化、下采样、噪声和退化策略。该退化模型使用了模糊、下采样、噪声和随机打乱策略覆盖在现实场景中的大部分退化情况，为解决实际应用中的盲 SR 问题提供了一条路径。

3.2 可视化力学信号加载模型研究

3.2.1 近代可视化研究进展

细胞协同迁移[148]在多种生理和病理过程中都至关重要，例如生命体的形态发生、伤口愈合、癌症侵袭和免疫反应。在协同迁移过程中，细胞是如何进行通讯的也是一直以来备受关注的问题。近几十年来，研究发现细胞外基质（Extracellular matrix，ECM）不仅为细胞迁移提供了支架，也为细胞间机械信号的传递提供了介质。

在迁移过程中，单个细胞可以通过胞内肌动蛋白收缩产生主动拉力，进而通过黏着斑复合物施加到 ECM 上，使 ECM 变形重构。I 型胶原蛋白（Collagen I）是体内最丰富的 ECM 成分，并有着特定的非线性粘弹性和纤维状微结构。目前已有多个实验及模拟研究工作证明 Collagen 纤维束结构可以辅助长距离的细胞间力学信号传递。然而，目前仍然缺乏直接的实验证据来验证细胞之间重组的胶原纤维束是否确实携带弹性力 / 张力，以及它们是如何引导细胞迁移并诱导细胞运动的长程相关性。

中国科学院物理研究所 / 北京凝聚态物理国家研究中心软物质实验室 SM4 组的叶方富研究员、樊琪慧副研究员和亚利桑那州立大学焦阳教授、南京大学鼓楼医院赵远锦教授合作，利用具有可调刚度的纤维状天然水凝胶 Collagen 构建了一个准三维系统，将上皮细胞接种在胶原蛋白水凝胶和培养基之间的界面上，用于模拟细胞在体内微环境中的状态。在该三维微环境中，细胞通过动态重构 Collagen 纤维束形成连接，并且相互连接的细胞对之间有很强的相向运动。在有效范围内，多个互不接触的离散细胞间通过动态重构的 Collagen 纤维束可以发生远程关联并形成多体运动的强相关网络。

研究还将飞秒激光显微切割技术整合到 3D 实时跟踪系统中，证明了细胞间动态重构的 Collagen 纤维束中确实存在张力，并且细胞间的动力学强关联是由张力而不是纤维束的有序几何微结构导致的。一旦细胞间纤维束被激光切断，或通过抑制肌球蛋白降低细胞收缩力，细胞之间运动的强关联性就消失了。这些研究结果提供了最为直接的实验证据，证明通过 Collagen 纤维束所传递的力学信号对于细胞迁移的远程通信至关重要。

此外，为研究细胞群体中 ECM 介导力的效应，研究团队设计了细胞群体迁移实验，结果表明：在细胞间距较小、处于力学通讯有效范围内的情况下，群体细胞有向心的群体聚集行为；而当细胞间距超过力学通讯范围的情况下，群体细胞不再发生聚集。基于实验结果，团队同时提出了一个极性活性粒子的理论模型，通过将 Collagen 纤维束介导的力学作用结合到布朗粒子模型上，该模型能很好地描述细胞群体的向心运动及通过自组织进行聚集的行为。

该研究揭示了细胞间通过力学信号引起远程关联以及发生自组织的物理机制，研究结果对理解伤口愈合、癌症转移和胚胎发育等重要生物学过程都将带来新的启发和思路，也有助于开发适于临床应用的新型生物化学材料。

3.2.2　基于新型 DNA 探针的细胞力学可视化技术

电学、化学和力学是细胞内最常见的三大信号系统，它们相互协调，共同维持着细胞的生命活动。前两者已被人们广泛研究，而细胞的机械力信号传递过程因缺少有效的研究方法，人们一直对其认识有限。研究表明，细胞在体内拥挤的环境中不仅通过挤来挤去以获得足够的生存空间，同时，细胞的生命过程也不断地受到挤压、拉伸、弯曲和拉扯细胞外基质（ECM）等过程产生的机械力调控。尽管细胞上每个受体上传递的机械力小得令人难以置信（分布在几 pN 到几十 pN 的范围），但是这些机械力信号可以深刻影响胚胎发育、肿瘤迁移、免疫识别等多种过程。因此，在空间和时间上对细胞机械力进行精准地表征，将可以帮助我们深入认识细胞如何利用微观力学信号诱导和改变相关的生物化学信号。

近十年来，基于分子力学传感器的力学可视化技术的提出 [149]，使得我们可以在分子水平上窥探细胞机械力传递过程和机制。但是，目前报道的多种分子力学传感器难以兼顾测量范围和可逆测量的需求，这限制了我们对细胞机械力信号传导的研究。

在这项新研究中，首先，作者提出了一种可逆的剪切模式 DNA 发卡结构的力学探针，其双链的耐受力阈值可以通过改变发卡的力学结构而进行大范围的调节，打开该 DNA 结构所需的机械力由受力的位置和 DNA 发卡的自由能共同决定。

为了合成出该探针，作者设计了一套该 DNA 探针的化学修饰、合成以及纯化策略。当 DNA 发卡处于折叠状态时，其探针的荧光团被淬灭剂（BHQ）和 Au NP 通过荧光共振能量转移（FRET）和纳米表面能量转移（NSET）两种途径高度淬灭，从而提高了张力探针的力学敏感性。一旦细胞通过探针上的配体对 ECM 施加机械力并达到该探针的展开阈值力，DNA 探针结构展开分离荧光分子和淬灭剂，随即点亮该探针。通过该过程，可将单个蛋白质上传递的微观机械力信号转化成荧光信号进行观测。由于发卡机构中 loop 结构的存在，当牵引力减小到一定程度时，DNA 发卡结构会自然关闭，进而可以对细胞的机械力进行实时成像。

图 3-16 为可逆的剪切模式 DNA 发卡结构的力学探针原理及用于细胞力学可视化研究。

基于该力学探针对胚胎成纤维细胞在铺展和迁移过程中整合素（integrin）介导的不同大小的机械力进行长时间成像，研究人员发现细胞的黏着斑结构中，integrin 力的分布明显是不均匀的，黏着斑中间的少量 integrin 组成的团簇承受了一个巨大强度的机械力（>60 pN，该 integrin 团簇称为"力学热点"），并发现这些"力学热点"类似于高楼大厦的承重墙，对促进黏着斑的成熟以及维持整个结构的稳定具有很重要的作用。

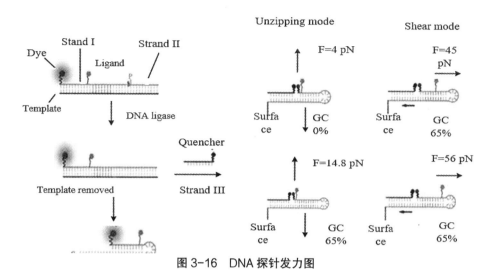

图 3-16　DNA 探针发力图

研究结果表明，对于新生的黏着斑，integrin 分子所承受力的大小直接影响这些新生黏着斑能否成长为更成熟、更稳定的结构。如果没有承受较大力的整合素（称为 "strong" integrin）存在，黏着斑的寿命明显偏低。为了深入探索这些 "strong" integrin 功能，作者进一步设计了一种可以光控切割的 DNA 力学探针，并在成熟的黏着斑结构中，用光选择性地瞬间切断黏着斑中极其稀少的 "strong" integrin 与 ECM 的衔接，发现黏着斑结构会迅速解聚，单分子力学成像实验进一步证实这些 "strong" integrin 可以在单分子水平上调控 FA 结构的组装和寿命，进而影响着细胞迁移。

此外，利用该探针具有极高灵敏度优势，研究了胞内 actin 自组装聚合时所产生的微弱力学信号特征，并利用单分子成像和荧光漂白计数等方法对单个 integrin 团簇中受力蛋白进行了量化和功能研究。

综上所述，该工作设计出一种新型 DNA 结构的荧光张力探针并应用于活细胞机械力可视化研究，具有力学量程宽、可逆、单分子灵敏度等优势，并可以用光来控制该探针的机械结构进而达到控制细胞力的功能。通过对细胞迁移过程中 integrin 介导的机械力进行研究，发现了一类少量但传递更强机械力的 integrin 在细胞运动过程扮演着重要角色。该技术有望成为研究肿瘤细胞迁移、免疫细胞的识别和激活等机械力深度参与的生命过程的重要工具。

3.2.3 机器学习模型可视化

机器学习模型正在使用 TB 的数据进行训练，目的是提高效率，同时做出正确的决策，而人类在这方面做得很好。我们赋予 ML 模型的责任意味着我们需要能够使它们尽可能透明，否则我们将无法信任它们。为此，我们需要可视化 ML 模型。模型如图 3-17 所示。

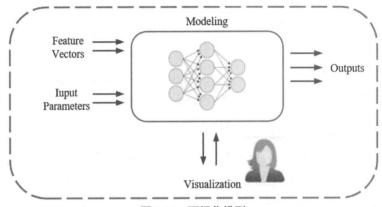

图 3-17 可视化模型

1. 为什么要可视化模型？

尽管我们已经在概述中对此进行了一些讨论，但让我们尝试进入细节。我们需要了解模型的决策过程。这个问题的严重程度在神经网络的情况下变得尤为明显。现实世界的神经网络模型具有数百万个参数和极端的内部复杂性，因为它们在训练期间使用了许多非线性变换。将如此复杂的模型可视化将有助于我们建立对自动驾驶汽车、帮助医生诊断的医学成像模型或对救援计划或安全工作至关重要的卫星图像模型的信任。ML 中的可解释性和可审计性：定义、技术和工具构建机器学习模型是一个充满实验的迭代过程。找到超参数的最佳组合可能非常具有挑战性。可视化可以加速这个过程。反过来，即使模型在此过程中遇到一些问题，这也可以加快整个开发过程。从一组表现良好的模型中选择最佳模型的行为可以简单地简化为可视化模型中提供最高准确度或最低损失的部分，同时确保模型不会过拟合。可以设计框架来比较单个模型在一段时间内训练时的不同快照，即在 n1 个 epoch 之后比较模型和在 n2 个 epoch 训练时间之后比较相同模型。也许教学是可视化最有用的地方，用于教育新手用户了解机器学习的基本概念。可以设计交互式平台，用户可以在其中使用多个数据集并切换参数以观察对模型中间状态和输出的影响。这可以极大地帮助建立关于模型如何工作的直觉。

2. 谁应该使用可视化？

数据科学家 / 机器学习工程师主要专注于开发、试验和部署模型的人将从可视化中受益最多。许多从业者已经使用的一些著名工具包括 Tensor-Board、DeepEyes 或 Blocks。所有这些工具都让用户可以扩展控制超参数调优、修剪不必要的层等内容，从而使他们的模型能够获得更好的性能。模型用户可视化可能对其他利益相关者有好处，可能有一些技术背景，但主要处理通过 API 使用模型的服务。示例包括 Activis，这是 Facebook 为他们自己的工程师开发的视觉分析系统，用于探索内部部署的神经网络。这种可视化工具对于那些只想使用预训练模型来为自己的任务进行预测的人来说非常有用。在"为什么"部分，我提到了可视化如何帮助新手了解机器学习是什么，这一点在这里也是成立的。这一群体还可以进一步扩展，以包括好奇的消费者，他们由于担心隐私受到侵犯而对使用 ML 驱动的应用程序犹豫不决。一些基于 Web 的 JavaScript 框架，如 ConvNetJS 和 TensorFlow.js，使开发人员能够为模型创建高度交互的可探索解释。

研究将可视化与研究相结合，催生了用于模型可解释性和民主化的工具和框架。这个快速发展的领域的另一个后果是，新工作会立即公开和开源，而无需等待它在某个会议上"正式"发布。

例如，用于实现神经网络的最受欢迎的库是开源的，并且对改进代码库的所有领域都有持续的贡献。到目前为止，我们已经讨论了进行可视化的所有理论方面，现在让我们来看看最重要的一个。当我们谈论可视化模型时，我们真正讨论的是绘制关键组成部分的图画，这些组成部分允许模型学习和产生推理。

如果我们可视化，我们可以很好地了解内部：模型的设计很好地说明了数据如何在其内部流动。可视化它有助于跟踪在哪个阶段应用了哪些操作。

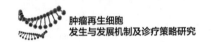
一种流行的方法，特别是在神经网络中，使用节点链接图，其中神经元显示为节点，边权重显示为链接。由于 Tensorboard 越来越受欢迎，这种方法也正在成为标准。除此之外，如果您想窥探内部，某些机器学习算法具有内置规定。我们将在下一节中看一下这方面的例子。

监视和观察一个又一个时期计算的许多指标（如损失和准确性）有助于在训练阶段跟踪模型进展。这可以通过将指标视为时间序列并将它们绘制在折线图中来实现，这一步不需要外部帮助。另一种方法是使用专门为此目的设计的复杂工具，例如：Tensorboard。使用框架的好处是它们非常灵活、交互式，并且可以节省大量时间。

推理是从经过训练的模型中得出结论的过程。将结果可视化有助于解释和追溯模型如何生成其估计值。有几种方法可以做到这一点：可视化实例级观察，在整个网络中对单个数据实例的转换过程进行深入分析和审查，并最终对其进行最终输出。这可以进一步扩展到在混淆矩阵或热力图的帮助下识别和分析错误分类的实例。这将使我们能够了解特定实例何时会失败以及它是如何失败的。

这个阶段的可视化是进行交互式实验的好方法 —— 用输入数据或超参数进行实验，看看它如何影响结果。Tensorflow playground 就是一个很好的例子。

到目前为止，我们已经了解了进入可视化世界所需的所有先决条件。现在，是时候将"如何可视化模型"部分扩展为实用性了，并查看一些适合这项工作的工具。

3.3　基于微球技术的三维生物力定量检测平台

当今生物学研究的发展已经不再满足于对细胞表面静态形态的观察，而是逐渐转向对细胞内部活动以及动态形态的深入研究。在细胞生物学领域，细胞生物力学行为的研究受到越来越多的关注，因为细胞内部的生物力学行为不仅与细胞的生长、分裂、迁移等基本生物学过程密切相关，也在许多疾病的发生和发展中起着重要的作用。

然而，传统的生物力学检测方法往往只能在二维平面上进行测量，难以反映细胞在三维空间中的真实生物力学行为，因此需要一种能够在三维空间中准确测量细胞生物力学行为的新兴技术。基于微球技术的三维生物力定量检测平台就是为了解决这个问题而诞生的。与传统的二维测量方法不同，微球探针通过与细胞表面的黏附并感受细胞表面产生的微小形变，可以实现在三维空间中对细胞的力学行为进行实时、动态、准确地定量测量，为细胞生物力学研究提供了一种全新的视角和手段。

随着基于微球技术的三维生物力定量检测平台在生物力学研究领域的不断发展和成熟，它已经成为当前生物学研究中的一个重要热点方向。通过测量微小的细胞运动和变形，这种检测平台可以更加准确地反映细胞在三维空间中的生物力学行为，进而帮助研究人员更好地理解细胞生理学和病理生理学中的诸多问题。

特别是在医学领域，基于微球技术的三维生物力定量检测平台具有广泛的应用前景。例如，在癌症研究方面，通过测量肿瘤细胞的侵袭和转移，可以更好地了解肿瘤的发展和转移机制，为肿瘤的早期诊断和治疗提供科学依据。此外，基于微球技术的三维生物力定量检测平台还可以应用于组织再生和细胞工程方面，帮助研究人员更好地探索人体组织的再生和修复机制，并为组织工程和再生医学的发展提供技术支持。

3.3.1　基本原理

基于微球技术的三维生物力定量检测平台的基本原理是利用微米级别的球体作为探针，在细胞表面附着并产生微小的变形，以反映细胞对探针的生物力学作用。通过测量微球探针的形变程度和方向，可以计算出细胞对微球探针的力学作用力大小和方向，从而定量分析细胞的力学行为。

该技术能够实现对三维生物力学行为的定量测量，主要是因为微球探针能够在三维空间中自由运动，与细胞表面接触的面积相对较大，能够充分反映细胞对探针的生物力学作用。同时，微球探针的形变与细胞的形变具有一定的比例关系，因此可以通过测量微球探针的形变来反映细胞的形变程度，

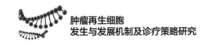

从而实现对三维生物力学行为的定量测量。

基于微球技术的三维生物力定量检测平台的基本构成，主要包括微球探针的制备和修饰、细胞的处理、显微镜图像的采集和分析等方面。

首先，微球探针的制备和修饰是关键的一步。微球探针是一种微米级别的小球体，通过特定的制备和修饰过程，可以使其在细胞表面附着并产生微小的变形。在细胞表面附着的微球探针会受到细胞的力学作用力，如牵引力、剪切力、压力等，进而发生形变。通过测量微球探针的形变程度和方向，可以计算出细胞对微球探针的力学作用力大小和方向，从而定量分析细胞的力学行为。

其次，细胞的处理是该技术的另一个重要组成部分。在实验前，需要将细胞培养在适当的基质上并进行处理，使其能够与微球探针表面发生黏附，并产生足够的力学作用力。此外，在实验过程中，还需要注意细胞的状态和位置，以确保实验结果的准确性和可重复性。

最后，显微镜图像的采集和分析是检测平台的核心部分。需要使用高分辨率显微镜来观察细胞和微球探针的形变情况，并记录相关图像和数据。然后，通过图像处理软件进行数据分析，计算出细胞对微球探针的力学作用力大小和方向。在这一过程中，图像分析的精度和准确性对实验结果的可靠性和科学价值有着至关重要的作用。

相较于传统的二维生物力学检测方法，基于微球技术的三维生物力定量检测平台具有以下几个优势：

（1）更为真实的三维生物力学环境。该技术能够在三维空间中进行细胞生物力学行为的测量，相比于传统的二维生物力学检测方法，更为真实地反映了细胞在三维环境中的生物力学行为。

（2）更高的测量精度和可靠性。微球探针可以附着在细胞表面，直接测量细胞对微球探针的作用力，从而获得更准确的测量结果。同时，由于微球探针的微小尺寸，可以避免对细胞生物学特性的影响，保证测量结果的可靠性。

（3）更为灵活的实验设计。该技术可以针对不同类型的细胞和不同的生物学问题进行灵活的实验设计和操作，如控制微球探针的形状、大小和表面修饰等，从而满足不同实验需求。

3.3.2　实验方法

基于微球技术的三维生物力定量检测平台，是一种用于研究细胞生物力学行为的高精度技术。该技术可以用于定量测量细胞的形态、应力和力学刚度等多个方面，进而深入研究细胞的运动、变形和生理活动等生物学过程。使用基于微球技术的三维生物力定量检测平台进行实验的基本流程如下：

（1）微球探针的制备和标记。首先需要制备微球探针，一般采用聚合物或玻璃材料制备。接着，需要对微球探针进行标记，常用的标记物包括荧光染料和金属颗粒等。标记后的微球探针能够被细胞识别和附着，并且在显微镜下能够清晰可见。

（2）微球制备。需要准备用于实验的微球。一般来说，制备微球的材料可以选择各种聚合物或凝胶。微球的大小可以根据实验需要进行选择。制备微球可以采用各种方法，例如电化学沉积法、微流控技术等。

（3）细胞培养。在实验前需要进行细胞的培养。选择需要研究的细胞类型进行培养和增殖，使其达到一定的生长状态和健康状况。细胞培养的条件和方法会根据不同的细胞类型和实验要求而有所不同。

（4）固定微球和细胞。将微球和细胞固定在细胞培养板的微孔中。这可以通过将微球悬浮在细胞培养液中，并与细胞混合，在微孔板上进行固定。固定的过程中需要注意微球与细胞的数量和分布情况，以及细胞的生长状态和健康状况。

（5）应用力学载荷。对细胞施加力学载荷，观察其生物力学行为。载荷的形式可以是牵伸力、压力或剪切力等。通过应用已知的应力来实现，并记录实验过程中的力学参数和细胞的生物力学响应。

（6）显微镜成像。在将标记的微球探针加入细胞培养基中后，需要使用显微镜对细胞进行成像。一般采用共聚焦显微镜或荧光显微镜进行成像，根据实验需求选择不同的成像方式。成像时需要注意成像参数的设置，如激光功率、曝光时间等。

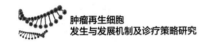

（7）数据处理。在获得显微镜成像后，需要对图像进行处理。图像处理包括图像去噪、分割、跟踪等过程。通过对图像进行处理，可以得到微球探针的形变程度和方向，从而计算出细胞对微球探针的力学作用力大小和方向。

在使用该技术进行实验时要细心谨慎，保证实验的准确性和可重复性。同时，需要不断优化实验流程和技术细节，提高实验效率和精度。

数据分析和展示是实验的重要环节，需要针对实验需求选择合适的工具和方法，同时注意数据的准确性和实验结果的可解释性。这个环节通常需要使用专业的数据处理和可视化工具。具体的工具选择和使用方法会根据实验的需求和数据类型而有所差异，以下是一些常见的工具和方法。

① 数据处理工具：例如 MATLAB、Python 中的 NumPy、SciPy 和 pandas 等常用的数值计算和数据处理工具，可以用于对实验数据进行统计学分析、数据清洗、特征提取等操作。

② 可视化工具：例如 MATLAB、Python 中的 Matplotlib、Seaborn 和 Plotly 等可视化工具，可以将实验数据可视化成图表、热图、散点图等形式，直观展示实验结果。

③ 结果分析：针对实验的研究问题，可以采用不同的分析方法，如方差分析、t 检验、回归分析等。在分析过程中，需要注意统计学的准确性和实验设计的合理性。

④ 结果展示：实验结果的展示可以采用多种形式，如论文、报告、海报等。需要注意结果的准确性和清晰度，同时根据不同的展示形式采用相应的文字、图表和图片等。

3.3.3　应用前景

基于微球技术的三维生物力定量检测平台具有广阔的应用前景，可以在许多领域中发挥作用。以下是一些具体的应用前景。

（1）肿瘤生物力学研究。肿瘤细胞的生物力学特性与肿瘤发生、生长、转移等关键生物学过程密切相关。基于微球技术的三维生物力定量检测平台可以用于研究肿瘤细胞的力学特性，如刚度、黏度、弹性、压缩等，从而为肿瘤诊断、治疗和预后评估提供新的生物学指标。

（2）细胞凋亡研究。细胞凋亡是正常细胞死亡的一种形式，也是许多疾病如肿瘤、神经退行性疾病、心血管疾病等的重要研究方向。基于微球技术的三维生物力定量检测平台可以用于评估细胞凋亡过程中细胞的力学变化，如刚度的变化，为细胞凋亡机制的研究提供新的生物力学参数。

（3）细胞生物力学与组织工程学。细胞生物力学特性是组织工程学中构建组织和器官的重要参数。基于微球技术的三维生物力定量检测平台可以用于评估不同细胞类型的力学特性，如干细胞的刚度、肌肉细胞的张力等，从而为组织工程学研究提供新的生物学指标。

（4）新药研发。基于微球技术的三维生物力定量检测平台可以用于评估药物对细胞和组织的力学影响和副作用，提高药物研发的效率和安全性。例如，该平台可以用于评估药物对心脏细胞的力学影响，从而帮助药物研发者开发更安全、更有效的心脏病药物。

（5）医学诊断与治疗。基于微球技术的三维生物力定量检测平台可以用于评估患者的生理状态和病情发展，提高医疗诊断和治疗的精准度和效果。例如，该平台可以用于评估患者的肝脏和心脏细胞的力学特性，从而提供更准确的肝脏和心脏病的诊断和治疗方案。

（6）疾病模型研究。基于微球技术的三维生物力定量检测平台可以用于建立各种疾病模型，如肌肉萎缩症、脊髓肌肉萎缩症、多发性硬化症等，从而帮助研究人员深入了解疾病的发生机制和治疗方法。

（7）神经科学研究。基于微球技术的三维生物力定量检测平台可以用于研究神经元和神经网络的力学特性，如张力、扭曲和压缩等。该平台可以帮助研究人员更好地理解神经系统的功能和异常。

（8）生物纳米技术研究。基于微球技术的三维生物力定量检测平台可以与其他生物纳米技术结合使用，如利用纳米颗粒在细胞内传递药物或疫苗等。该平台可以帮助研究人员更好地设计和优化纳米颗粒的生物物理特性，以实现更好的生物效应。

综上所述，基于微球技术的三维生物力定量检测平台具有广泛的应用前景，涉及多个领域，包括肿瘤生物学、细胞凋亡、组织工程学、新药研发、

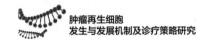

医学诊断和治疗、疾病模型研究、神经科学和生物纳米技术等。未来，该平台有望成为生物力学研究和应用的重要工具，为我们深入了解生命科学提供更多的帮助和支持。

3.4 基于3D-MTC与超高分辨率技术的力学信号加载平台

越来越多的证据表明，力学信号与化学小分子、蛋白质信号转导一样，对细胞的功能、命运起着决定性的作用。传统的生物化学和分子生物学主要从小分子和蛋白质信号途径的角度，研究外界环境对机体和细胞的影响。与化学信号相比，力学信号具有发生速度快、作用时间短、作用效果易变等特点。生物力学是利用力学原理和方法，定量研究细胞与人体结构和功能之间的关系，为了模拟活细胞在生物体外的实验中实现与体内生理环境中的活组织感知到的力学刺激，可以对体外培养的活细胞采用各种力学装置再施加机械力，为生物力学的研究提供了一个非常有效的途径。但是，目前还没有任何一种仪器或者方法可以从任意方向给一个活细胞施加可变化频率、大小和时间的机械力，同时以突破光学显微镜分辨率极限的超高分辨率来实时观察和测量细胞及细胞核内的结构变化。如何实时定量地测量和分析力学信号对细胞结构和功能的影响，一直是细胞生物力学领域的难点问题。开发能够实时定量测量力学信号作用效果的仪器设备，是解决限制力学信号研究瓶颈的关键因素。

三维细胞磁力扭曲仪可以在任意方向上磁化黏附在活细胞表面的磁球，然后在不同于磁化方向的任意方向给细胞施加机械力。STED纳米显微镜通过物理的方法突破光学衍射极限来获得荧光分子的超空间分辨率，可以实时测量细胞纳米尺度的结构变化并获得超高分辨率的图像。这个新平台将三维细胞磁力扭曲仪和STED纳米显微镜连接，使三维细胞磁力扭曲仪和STED纳米显微镜同步工作，实现了实时施加机械力并观察细胞纳米尺度的结构变化。这个平台还可以实时观察活细胞对细胞表面的力学感受器介导的快速力学信号的反应，并定量测量同一个细胞的胞内结构变化。

3.4.1　细胞生物力学技术介绍

在过去的几十年里，研究人员逐渐认识到细胞生物力学特性的重要性。他们致力于研究和测量细胞的生物力学特性，随着研究的深入，获得了大量的研究成果，涌现了诸如原子力显微镜（Atomic Force Microscope，AFM）[152]、光镊（Optical Tweezers）[153]和细胞磁力扭曲仪（Magnetic Twisting Cytometry，MTC）[154]等方法来实现单细胞的力学特性测量，在此基础上对细胞力学特性的表征取得了突破，这些方法不仅能够对细胞体外施加的外力进行响应，而且提高了测量精度，将力的测量和细胞的形变大小用皮牛和纳米量级来表征。因此，作为一个新的研究领域，纳米生物力学已经得到了快速的发展，这一领域的重点是活细胞的动态特性的研究、细胞内的生物分子和疾病之间的关系阐述，等等。

纳米技术与生物物理科学的有机结合，为精确测量力、形变和电信号的传导等参数提供了技术前提，可以在正常的生理状态下对细胞和生物分析实现可控条件下的测量，并为细胞内部结构的纳米级细胞生物力学的变化提供实验观测手段，从而有可能实现对细胞在分子水平上的信号转导和细胞生物力学特性进行广泛深入的研究，进而建立起基于纳米级细胞生物力学特性测量的重大疾病早期诊断的技术[155]。

近年来，AFM、光镊和MTC等技术已广泛应用于细胞生物力学研究并逐步整合[156]。随着计算机计算能力的提高及计算算法的推陈出新，为了预测微观结构机理并且阐明分子结构功能关系，采用分子动力学模拟的方法在研究中发挥了极其重要的作用[157]，利用这些成熟的方法获得的研究成果奠定了从时间上、空间上将力学化学、力学生物耦合并且实现跨尺度整合的坚实基础。下面对主流的三种细胞生物力学实验方法与工具进行了研究和比较。

1. 原子力显微镜（AFM）

AFM采用微小的高精度探针，获取原子间的范德华力，在生物环境中扫描或探测待测样品，来观测样品表面微观形貌，从而得到高分辨率的图像或高精度的力学曲线[158]。AFM主要由探针、弹性微悬臂、激光束、光电检测器、压电陶瓷扫描管、检测和反馈控制系统构成，如图 3-18 所示为 AFM 原理框图。当采用探针扫描样品表面时，原子间极微弱的范德华力作用在微悬臂上使其偏转，反射的激光信号位置的偏转被光电检测器获取，通过检测和反馈控制系统实现信号采集，应用软件分析弹性微悬臂的形变大小，并构建特征方程来拟合和还原样品表面微观形貌。

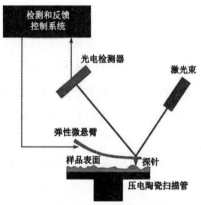

图 3-18　AFM 的原理框图

原子力显微镜的突出特点是它的加力范围大，测量的精度高。但是，AFM 只能对单个细胞进行观察和测量，而且系统的工作频率较低，无法提供宽泛的频率环境设定，加力过大可能会刺伤细胞；在进行细胞生物力学实验操作时，探针在液态培养基里面受到实验台震动及环境的影响较大，在频率接近时会引起共振效应，可能会存在大量的噪声和漂移；用 AFM 观察细胞的表面形态结构时，操作人员的技术水平决定了 AFM 的实际观测分辨率高低[159]。

2. 光　镊

光镊与光学显微镜结合，可实现细胞、病毒和细胞器等微小粒子进行移位和微操作，通过将微小粒子束缚在激光聚集形成的光阱处，在光束的移动控制下实现微小粒子的移位[160]。如图 3-19 所示是光镊牵拉伸单个细胞的方法原理图，由激光及扩束滤波光路、光镊移动控制、位移检测和光学显微镜等部分构成。

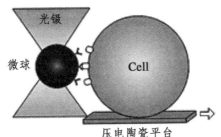

图 3-19　光镊拉伸细胞的原理图

在细胞力学的研究中，光镊非常适合做单分子实验。但是，在进行微测量与操作过程中，光镊这个重要的工具受制于设备的体积、自由度，造成它的使用角度是有限的，虽然它不会破坏细胞结构，但其最大的力只能达到几百皮牛，这大大限制了它的使用范围，而且光镊的光斑有很高能量，使用光镊施加较大强度或者较高频率的作用力时，产生大量的热量会灼伤细胞或使细胞中的蛋白质失去活性[161]。因此，光镊只适合在皮牛量级作用力和较低的工作频率的情况下使用。

3. 细胞磁力扭曲仪（MTC）

MTC 是测量黏附细胞硬度的先进手段，通过测量和计算细胞表面由特定蛋白包被的磁球（Beads）在外界施加的磁力作用下或在自发状态产生的位移量大小，比较细胞在未加力与加力条件下的位移变化与形变大小，然后根据磁球的位移量与细胞硬度的特征方程计算关系，来表征和计算细胞硬度；而且可以通过特定荧光蛋白的位移量，来表征细胞内部的形变、骨架重构、拉伸力及压缩比等相关的一系列特征参数[146]。1993 年，汪宁博士等人发明了MTC，在体外实验中准确模拟细胞在其体内生理环境中所受到的力学机械刺激并将其用于细胞生物力学研究[147]。

如图 3-20 所示，将结合了某种多肽，例如与精氨酸 - 甘氨酸 - 天冬氨酸肽（Arginyl-glycyl-aspartic acid，RGD）结合的直径 4.5 μm 的磁球加入待测细胞中，磁球与细胞表面的整合素特异性结合形成黏着斑，沿着与细胞平行的方向对磁球进行磁化，磁球将产生沿水平方向的相对大且持久的磁化强度 M，然后通过与水平面垂直的均匀磁场（磁感应强度为 H）对磁球施加外力，在正弦外磁场作用下产生正弦力矩 T（等于 M 与 H 的向量积），正弦力矩 T 能引起磁球扭转的同时还能让磁球沿水平面来回平移，通过光学显微系统记录此现象，再通过 Matlab 程序计算磁球的位移量，从而可以计算细胞的硬度，进而再分析由细胞收缩性变化与细胞微丝束变化而导致的细胞硬度的实时变化[148-149]，而且它具有加力均匀、频率高、测量多个细胞等特点。2004 年，汪宁等人又发明了 3D-MTC 用于细胞生物力学的实验研究[150]。

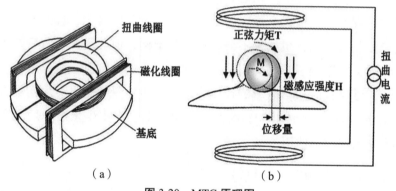

图 3-20　MTC 原理图

　　3D-MTC 可利用活细胞表面的特殊感受器来感受外界机械作用力对活细胞产生的作用。活细胞表面的特殊感受器，即细胞表面能够特异性识别外磁场作用的物质，类似于舌头表面的味蕾的作用，它能将外界磁场的作用转化为对细胞定向的作用力，可以定向并且连续地推动细胞运动，从而实现对细胞连续、动态的观察，进而对细胞的力学问题进行定量研究。3D-MTC 主要用于研究活体细胞力学和活体组织力学；此外，它还可用于研究不同细胞（包括干细胞）中生物力学信号与生物化学信号的传导过程，也可用于精确计算细胞的硬度，通过机械力学信号来刺激诱导细胞产生应变，将有助于了解细胞的复杂功能情况。本文尝试把超高分辨率技术和 3D-MTC 技术两者有机结合，建立一个同步耦合的高分辨率生物力学研究平台，应用于细胞的力学特性研究与分析，为定量分析细胞在力学刺激下的形态变化奠定基础。

3.4.2　超高分辨率技术介绍

几乎所有的细胞生物学研究都离不开显微镜，对活细胞内部结构及基因表达的研究，更离不开显微镜。MTC 必须用光学显微镜才能实时观察细胞的变化，才能定量地研究施加的外力对细胞的真实影响。但是普通的光学显微镜受制于光学分辨极限的限制，其分辨率只能达到 200 nm，严重限制了对细胞的精细亚细胞结构、重要蛋白质和实时基因表达的研究，光学显微镜的分辨率成为了技术上的瓶颈[151]。

1873 年，Ernst Abbe（阿贝）揭示并阐述了由于光衍射效应及数值孔径（Numerical Aperture，NA）的有限性导致的分辨率极限原理，提出了"阿贝衍射极限"理论，也被称为"阿贝极限"。传统的荧光显微镜同样受到"阿贝极限"的限制，这也大大限制了它在生命科学领域中亚细胞水平层面的广泛应用。

突破"阿贝极限"对荧光显微镜分辨率的限制的超分辨率显微成像技术主要有三种，包括基于受激损耗、结构光照明和单分子定位等。在这些超分辨技术中，光激活定位显微镜（Photoactivation localization microscopy，PALM）[152]、随机光学重建显微镜（Stochastic optical reconstruction microscopy，STORM）[153]、结构照明荧光显微镜（Structured illumination microscopy，SIM）[137] 和受激发射损耗（Stimulated emission depletion，STED）[138] 荧光显微镜的发展越来越受到重视，并已广泛应用于生物学领域。

采用 STED 技术成像，具有可以快速实时观测活细胞内部变化的优点，已经广泛应用在生命科学的实验研究中[154]。有关研究资料表明，STED 显微镜的分辨率超过了"阿贝极限"的 6 倍，荧光的体积也是迄今为止通过该方法实现的最小体积[155]。引入 STED 超分辨率显微技术与抽运探针、三维光化学和数据存储技术结合应用于未来的单分子探测定位研究，可以详细而精确地观测细胞核内蛋白质的形变，快速实时地获得细胞内部的高分辨率图像[156]。

STED 技术基于点扫描成像方法，为了实现高速图像采集，付出了光束的扫描范围的代价。这种基于点扫描成像的技术和常规的宽场成像技术做比

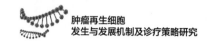
较，荧光漂白效应比较强，有可能会损伤活体生物组织。但是 STED 具有非常显著的空间分辨率（20 ~ 70 nm）和时间分辨率高等优点，更适用于活体生物组织来实现三维荧光成像。

综上所述，科学家们通过超分辨显微成像技术，实现了生物的生化反应与响应学刺激的过程的动态实时观察，从蛋白质的相互作用、基因表达和细胞信号网络功能方面，直观地研究并提高临床治疗水平和新药物的发现与制备，具有极大的应用价值和重要作用。

3.4.3　基于 3D-MTC 与超高分辨率技术的力学信号加载平台

在研究细胞生物力学的初级阶段，生物学家与医学工作者对定量的生物力学分析无能为力，仅仅停留在对细胞做定性的分析与判断。但是计算机技术的高速发展为生命科学提供了一个不可或缺的有效工具，现代计算机技术已经渗透到细胞生物力学的研究中，两者相结合主要基于图形学、图像处理技术与 Matlab 分析软件的高度融合，为研究者致力于提高图像分辨率与细胞生物力学特性指标的定量分析提供了新的方法和思路。随着对细胞生物力学的不断深入研究，大量的实验数据分析表明，细胞在微纳米尺度下的力学行为与几乎所有生理和病理现象都密切相关，例如干细胞分化与细胞癌变等受到了外部力学环境的直接或间接的调控，尤其表现在细胞力学信号转导及动力学特性方面。本文将 STED 超分辨率技术和 3D-MTC 技术两者有机结合，3D-MTC 可以给细胞施加特定的力学信号，与超分辨率 STED 纳米显微镜结合起来使用，可获取更丰富的细胞内部细节信息 [157]。建立一个同步耦合的高分辨率生物力学研究平台对待测的细胞进行定量分析和测量，通过超分辨率显微镜实时监测力学刺激下的细胞核内部变化 [158]。

3.4.4　力学信号加载平台的系统构成

构建的细胞生物力学研究平台在物理布局上包括 4 个部分：纳米显微平台、三维细胞磁力扭曲仪、同步交互系统和图像采集分析系统，如图 3-21 所示。

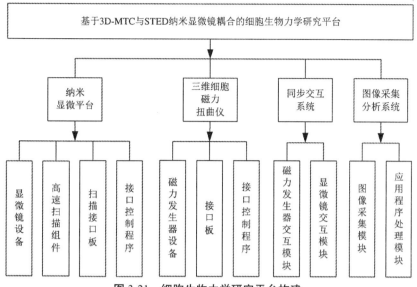

图 3-21　细胞生物学研究平台构建

该平台中，STED 纳米显微平台提供了超分辨率成像的功能，它主要包括显微镜设备、高速扫描组件（High-speed scanning assembly，HSSA）、扫描接口板和接口控制程序；3D-MTC 提供了磁力发生器设备（磁化系统和加力系统），包括磁化与加力装置、接口板和接口控制程序；同步交互系统包括磁力发生器交互模块和显微镜交互模块；图像采集分析模块主要是细胞图像采集与分析系统部分，主要包括图像采集模块和应用程序处理模块。

1. 纳米显微平台

Leica（莱卡）STED（Leica DMI6000CS）纳米显微平台可用于观测细胞核内部形态及其精细的动力学过程，而且可以实现活细胞高分辨率图像的高速检测[144-145]。纳米细胞成像系统的关键组成是超分辨率纳米显微平台和同步接口。Leica STED 纳米显微平台包括显微镜设备、高速扫描组件、扫描接口板和接口控制程序。Leica STED 纳米显微平台的载物台的控制器集成到纳米显微平台中，它具有高精度定位功能以及自动对焦功能，可以对玻璃底培养皿中特定的细胞进行培养并实现显微细胞成像。Leica STED 纳米显微平台是一个数字式的智能显微镜，可以对其直接进行操作，也可以利用控制总线将其接到计算机工作站（Computer Workstation）当中，通过相应的接口来进行计算机工作站端的远程操作。

2. 3D-MTC 系统

3D-MTC 系统是在 1D-MTC 的工作基础上进行升级而构建的，整个 3D-MTC 系统的硬件模块设计如图 3-22 所示。由三对各向异性的同质性线圈组成的 3D–MTC 的显微镜嵌入部分，包括与载物台垂直的 X 轴和 Y 轴方向线圈以及与载物台平行的 Z 轴方向线圈。Z 轴方向线圈分别位于载物台上下方，显微镜镜头嵌入到 Z 轴线圈内。构建 3D-MTC 集成在显微镜系统的实验装置，将已与磁球结合好的细胞置于线圈内，施加到细胞扭曲力的大小通过由线圈产生的磁场进行控制，通过计算机控制的高速扫描组件实现与扭曲磁场同步来采集图像。

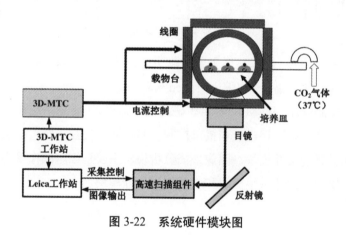

图 3-22　系统硬件模块图

3. 同步交互系统

同步交互系统是整个系统的核心，它包括磁力发生器交互模块和显微镜交互模块，它完成的主要功能包括：触发信号加载与释放、图像数据采集、控制指令收发、数据处理、数据存储、数据传输和实现与用户的同步实时交互等。要实现对 3D-MTC 装置与 STED 高速扫描组件的同步操作，平台中的同步交互系统中外触发器（Ext trigger）具有非常重要的作用，高速扫描组件通过外触发器与 3D-MTC 相连，实现外触发模式实时采集图像，并可以根据程序的设定自定义输出照片的帧数（即每秒保存的照片数）。在本平台的同步交互过程中，采用外触发模式进行图像采集。

4. 图像采集分析系统

细胞的图像采集分析实际上是对显微镜采集的图像数字化的过程，利用高速扫描组件将显微图像进行数字化。依靠 Leica STED 纳米显微平台，可以观察到已经放大后的荧光染色的显微细胞图像。在计算机工作站的控制下，Leica STED 纳米显微平台会控制三维载物微动平台进行定位，将 Leica STED 纳米显微镜中心视野对准需要分析的细胞培养皿来观测细胞。细胞成像系统的工作流程如图 3-23 所示。

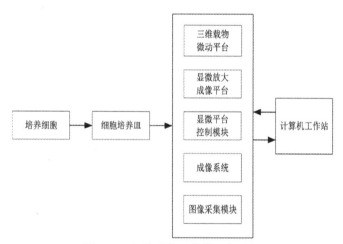

图 3-23　细胞成像系统的工作流程

3.4.5　3D-MTC 与 STED 纳米显微镜耦合的硬件平台

基于 3D-MTC 与 STED 纳米显微镜耦合的细胞生物力学研究实验平台的硬件部分包括 STED 激光器、计算机工作站、Leica DMI6000CS 倒置显微镜、防震台、3D-MTC 和温度控制器等。

3D-MTC 细胞测量装置的显微镜嵌入模块装配在有抗磁化物镜的 Leica DMI6000CS 倒置显微镜的三维载物微动平台上，可以减少磁场的失真与游离分布，并降低磁球的位移坐标误差。为了减少外部的振动导致磁球的坐标误差，倒置显微镜与 3D-MTC 系统都放在长方形的防震台上。同时，为了消除温度漂移所产生的噪声并确保实验结果的稳定性，需要为平台上的 3D-MTC 嵌入显微镜三维载物微动平台的三维嵌入装置配置自动温度控制装置，通过温度传感器探头与载物台的金属模块耦合，维持样本周围的温度（37 ℃）。

3D-MTC 的硬件实物图如图 3-24 所示，主要由提供高强度磁场来磁化的电流源与扭曲磁场发生器两个部分构成，通过同轴电缆连接线与嵌入 Leica DMI6000CS 倒置显微镜三维载物微动平台上的三维线圈相连接。把细胞磁力扭曲仪的三维线圈部分嵌入安装到 Leica DMI6000CS 倒置显微镜三维载物微动平台上，通过温度控制器使其始终保持在 37 ℃ 的温度。利用微控制器调节三维细胞磁力扭曲仪的电容器进行磁力大小调控，3D-MTC 能够在三维坐标内产生纳米量级的磁力扭曲作用。

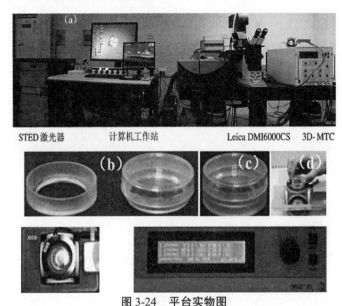

图 3-24　平台实物图

3.4.6　3D-MTC 与 STED 纳米显微镜耦合的软件平台

Leica STED 纳米显微平台提供了软件端开发的接口和功能模块供开发人

员进行应用，并提供了与之配套的软件开发工具包（Software Development Kit，SDK）。SDK 中包含了二次开发的接口声明、设备驱动及开放代码，确保二次开发者实现对 Leica STED 纳米显微平台的软件编程控制。虽然 Leica STED 纳米显微平台 SDK 提供了完备的接口来完成需要的各种开发需要和功能，但为了规范编程与软件开发过程，还是采用基于 Windows 的编程模式来实现该平台的接口及功能。基于 Windows 的编程模式如图 3-25 所示。

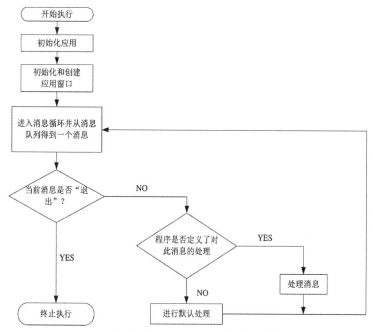

图 3-25　基于 Windows 的编程模式

采用 Visual C++ 系统编译，编译过程分为三个阶段：

（1）在 cpp 文件中展开 include 文件；

（2）编译好所有的 cpp 文件成为 obj 文件；

（3）将产生的 obj 文件链接为用户可执行 exe 文件。

根据上述步骤，Visual C++ 应用程序的编译包括展开头文件 - 编译 cpp 文件 - 链接三个阶段。在本文中采用 Visual C++ 语言进行了面向对象的程序编写，实现了对 Leica STED 纳米显微平台的高速扫描组件图像采集的控制。Leica STED 纳米显微平台 SDK 具体的软件开发控制流程如图 3-26 所示，获

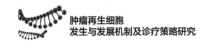

取接口声明后，链接静态库和动态库，然后加载驱动程序，使得设备驱动器进入正常工作模式，从而实现对平台的操控。

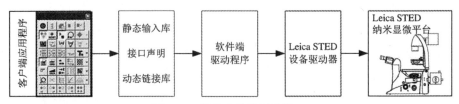

图 3-26　软件开发控制流程

3D-MTC 平台的控制系统同样需要 Visual C++ 应用程序编程来实现。编写程序的程序嵌入 Leica STED 纳米显微平台的高速扫描组件的操作界面的相关菜单中，这样就可以实现两者之间的同步交互。编写好的应用程序界面如图 3-27 所示，该界面为正弦波信号加载的组合界面。

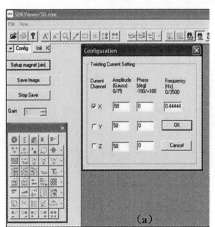
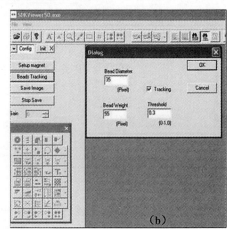

图 3-27　组合程序界面

信号的波形主要设为正弦波和方波这两种。在呼吸过程中或者肺部血液流动中出现的应力的信号波形主要为正弦波和方波[160]。从基础研究的角度加以探讨，所取拉伸幅度与频率值（典型频率值为 0.3 Hz 和 1 Hz）也是在生理、病理应变波动范围内。基于剪切应力和细胞内响应的动力学数学模型，利用对于不同的参考信号（正弦波、方波），选择合适的频率控制参数，通过控制剪切应力的大小，可以实现对细胞受力的定量控制，并且能得到较好的控制效果，实现更为精确的定量调控[161]。

3.4.7 3D-MTC 与 STED 纳米显微镜耦合的平台应用

1. 细胞图像采集与处理软件研究

在进行细胞图像采集与处理软件的二次开发过程中，首先需要导入头文件来提供接口声明，然后导入静态库，接下来复制动态库，最后编译调试完成整个操作。

根据该平台 SDK 使用流程，在图像采集应用程序中采用 Leica STED 纳米显微平台的高速扫描组件的 SDK，实现了完成对 Leica STED 智能显微平台高速扫描组件的图像采集控制过程。根据以上图像采集相关工作流程的开发步骤，实现设备的检查、模块识别及图像采集工作。具体的二次开发应用程序流程如图 3-28 所示。

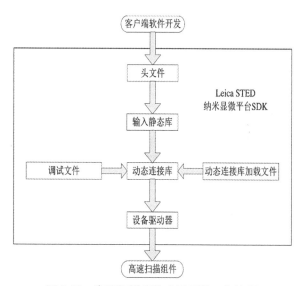

图 3-28　高速扫描组件应用开发工作流程

利用 Leica DMI6000CS 平台 SDK 可以完成图像的采集主要相关的操作，包括了高速扫描组件的开启、图像采集驱动器设置和图像数据的保存等。获得处理后的图像后，即可采用编写好的相应的 Matlab 程序进行图像数据分析，从而得到相应的细胞生物力学特性数据。具体步骤如下：

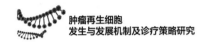
（1）在文件硬盘根目录下建立文件夹，将待测图片保存在相应文件夹中；

（2）打开 Matlab 软件中的编写好的算法应用程序，设置循环周期、图像尺寸、图像数量及信噪比等参数；

（3）执行程序，勾画细胞边沿，等待执行程序操作完成；

（4）设定图片的像素，执行程序操作，程序操作完成可得到细胞核内部蛋白质的位移量图像。

2. 扭曲加力软件研究

在进行细胞生物力学扭曲加力实验研究时，首先需要考虑的是加力的波形、频率、周期、相位和幅度大小等参数，因此在客户端应用程序的开发中，务必考虑这些情况，并且还需要考虑用户的重复或循环实验情况，并为用户提供方便的图像存储与扫描终止功能。

如图 3-29 所示，可以设置不同的加力波形及频率，图 3-29（a）为正弦波（Sine wave）频率的设定及 X 轴、Y 轴和 Z 轴加力大小的设置，图 3-29（b）为方波（Square wave）相关参数的设置。

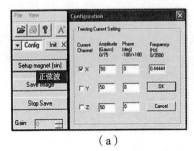
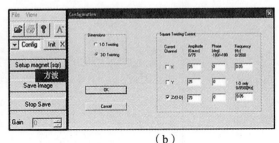

（a）　　　　　　　　　　　　　（b）

图 3-29　不同频率及波形设置

通过该扭曲加力软件程序，可以实现三个不同方向的磁化或者加力，电磁场参数范围在频率 0.001 ~ 1 kHz 之间连续可调；磁场强度在 1 ~ 75 Gauss 之间连续可调；波形可设置为正弦波、方波两种。通过编写的程序，实现了对 3D-MTC 的控制，可以给放置于显微镜镜头上的已黏附磁球的细胞加上不同频率、强度的磁力，利用程序自动记录高速扫描组件采集的图像，以供细胞生物力学特性分析。

3. 磁球轨迹追踪软件研究

通过高分辨率显微镜采集到高分辨率的图像数据后，将图像数据按照一定的命名规则进行保存，然后需要将图像数据输入 Matlab 软件进行处理。最常见的程序就是磁球轨迹追踪程序，磁球追踪程序可以自动识别磁球的位置，对磁球进行定位，计算出磁球随加力的时间变化的坐标位置，并将位置的相关信息输出为 EXCEL 格式的文件进行保存，输出的文件除了可以记录磁场的位置坐标与加力时间之外，还可以保存扭曲磁场的频率、大小及幅度等。程序可以追踪单个磁球，也可以在视野范围内根据设定的阈值追踪多个磁球（100 ~ 300 个）；通过算法分析与设计，可以删除磁球位置坐标中的漂移；根据获取的磁球坐标，可以计算出加力后的磁球的位移量；根据下面公式即可计算出细胞的硬度。

$$G = \alpha \cdot G_\alpha = \frac{\alpha \cdot C \cdot H \cdot R}{6 \cdot d}$$

其中，$\alpha = 2$，G_α 为杨氏模量值，d 为磁球的位移量，R 为磁球的半径，C 为磁感应常数，H 为磁场强度。

Matlab 应用程序操作步骤如下：

（1）首先筛选出符合要求的磁球，并记录下每个磁球的坐标值；

（2）打开磁球位置坐标的文件并滤掉坐标中非正常位移，以消除显微镜载物台漂移造成的误差；

（3）最后，通过测量的转换系数将每个磁球的坐标由像素转化成纳米，根据磁球的位移量来计算所附着的细胞硬度。

3.4.8　平台的研究展望

定量分析细胞力学形态上的变化，对理解细胞的生理和病理行为具有十分重要的意义。通过各种力学装置对体外培养的活细胞施加机械力，在体外实验中准确模拟细胞在其体内生理环境中所受到的力学机械刺激，是目前细胞力学研究的主要途径。新的纳米技术的出现，对细胞感知微环境物理因素的分子机制进行深入探索和研究并最终做出合理的解释。细胞内部是个很拥挤的化学空间,其中蛋白质的含量可高达 40%,而这进一步影响了细胞力学与细胞生物化学之间复杂的相互作用。细胞内蛋白质的高体积分数限制了分子的扩散以及细胞质内的细胞器,从而影响细胞内化学反应的速率。细胞在力学刺激下,会发生适应性变化,最直观的是形态上的变化,形态上的变化也预示着和隐含着细胞功能上的变化。

国内外研究人员在力学信号转导的生物力学领域进行了初步的研究和探索,国内研究关注了人类健康与疾病中的生物力学机制问题,研究水平逐渐与国际先进水平接轨。这对理解力学信号转导的力学生物学机制,探明分子 - 细胞层次的力学 - 生物学耦合具有重要意义。但仍有许多未知问题待解决,如不同应力类型、模态和参数对细胞核的功能、结构的影响,胞内相关力学信号转导和细胞应答的分子机制等,还需要更具创新性的研究或大量细致的完善工作。综上所述,还有以下三点值得深入研究的地方。

(1)研究确定活细胞的力学模态和参数值。

活细胞的力学环境异常复杂,且常与其他物理或化学因素耦合,其效应之间可能存在着拮抗或协同作用。每种力学刺激都包括不同作用模态(稳态、振荡和周期重复等),而每一种模态涵盖多个加载参数(幅度、频率、时间等)。如何构建细胞响应全域生理力学刺激的响应网络模型,进而系统地评估细胞核如何通过力学受体等分子机制感知和响应力学信号,仍是面临的主要挑战。

(2)研究细胞核对力学信号直接应答规律。

细胞表面的力学受体蛋白感知外界力学环境的变化,将细胞外力学刺激信号转化为胞内的生物化学信号事件,从而诱导基因表达与调控的改变。细胞应答外力的过程,是细胞与外部微环境相互作用的循环反馈过程。细胞核自身如何传递、感知力学信号并对其发生应答响应,细胞核形状、结构和力学特性与细胞核整体对力学信号的直接应答规律,需要进一步深入研究。

(3)深入研究力学信号对基因表达的直接影响机制。

细胞核是响应力学信号的终极结构,可通过调控力学敏感基因的表型实现对外界环境的应答。力通过跨膜整合素 / 黏连蛋白结合于细胞表面的黏着斑作用于细胞核,可导致核内特异分子形态、折叠及动力学变化,改变染色质的结构,进而影响核蛋白组装、基因转录、DNA 复制以及核糖核酸(Ribo Nucleic

Acid，RNA）加工等。因此，力学刺激信号对基因的直接影响机制待深入研究。

　　基础与应用的有效结合将会进一步促进细胞生物力学研究的更加迅速发展，因此，基于 STED 的 3D-MTC 平台将为定量化认识细胞与分子生物学过程、改善人类健康发挥重要的作用。该方案不仅可以建立超高分辨的三维细胞磁力扭曲系统，还可以向下兼容普通的共聚焦显微镜和宽场显微镜，具有广阔的应用前景。鉴于上述分析，力学信号对细胞微环境进行动态控制和调整仍是一个刚刚起步的新命题，而有关多维多模态力学信号对基因表达的影响的研究甚少。因此，深入研究力学信号可直接改变染色质结构并诱导基因表达的发生机制，探索多维多模态力学信号对细胞核结构、功能及基因表达的影响，在分子 - 细胞层面上阐明多维多模态力学因素与细胞功能的力学 - 生物学合规律，具有重要的理论价值和意义。

　　在力学刺激下，细胞的形态将随之产生适应性变化，因此，为了能深刻理解细胞的生理与病理行为，定量的研究与分析细胞生物力学特性具有重要的研究价值。细胞生物力学实验获取的原始数据为细胞图像，因此必须搭建一个有效的、可靠的能实现超分辨率图像采集与处理的软硬件平台。为了获取超分辨率的细胞图像，图像捕获的方式应该满足纳米级生物实验的需要，具有超分辨的 STED 系统的应用，极大地推进了细胞生物学的研究，产生了很多具有代表性的实验研究结果，通过对细胞亚结构的超分辨率的观测，从纳米层面关注细胞内部的分子动态过程与特征结构，可以奠定进一步研究细胞的功能和活动的基础。

　　3D-MTC 可利用活细胞表面的特殊感受器，来感受外界机械作用力对活细胞产生的作用，活细胞表面的特殊感受器，即细胞表面能够特异性识别外磁场作用的物质，类似于舌头表面的味蕾的作用，它能将外界磁场的作用转化为对细胞定向的作用力，可以定向并且连续地推动细胞运动，从而实现对细胞连续、动态的观察，进而对细胞的力学问题进行定量研究。3D-MTC 主要用于研究活体细胞力学和活体组织力学；此外，它还可用于研究不同细胞（包括干细胞）中生物力学信号与生物化学信号的传导过程，也可用于精确计算细胞的硬度，通过机械力学信号来刺激诱导细胞产生应变，将有助于了解细胞的复杂功能情况。由于 STED 具有超分辨率的特点，将它与 3D-MTC

有机结合，可以为细胞生物力学的研究提供更高效的方法与手段。尝试把STED 超分辨率技术和 3D-MTC 技术两者有机结合，建立一个同步超高分辨率生物力学研究平台应用于细胞的力学特性研究与分析，为定量分析细胞在力学刺激下的形态变化奠定基础。

肿瘤的发生与发展是一个复杂的过程，主要由细胞增殖和凋亡失衡所致，并受细胞内因子和细胞外微环境等多种因素影响。对恶性肿瘤生长和增殖的研究，一直是肿瘤治疗研究的热点；探索恶性肿瘤细胞发生、发展机制，对于癌症治疗具有重要意义。众多研究者在这方面做了大量的工作，但仍有很多问题尚未解决。机械力信号转导方面的研究目前还处于起步阶段，已经有很多研究团队开展了机械力对高致瘤肿瘤细胞的调控研究。这些研究成果提示，有可能在临床应用生物力医学技术来开发新的药物，用来控制特定的力学信号通路，通过调控癌细胞基因表达来阻止已经转移的恶性肿瘤的增生，进而达到治疗肿瘤转移的目的。因此，进一步深入研究机械力和力学转导通路与细胞关系，探索出一条力学影响细胞生命活动的力学生物规律，将为肿瘤治疗提供一种新方法。

改变肿瘤细胞的生物力学特性，就可能改变肿瘤细胞与其所在微环境之间的相互作用，或者可以抑制肿瘤细胞的侵袭和转移。因此，研究肿瘤细胞的硬度并阐明其在肿瘤发生、生长、转移等过程中的作用，是十分必要的。尽管越来越多的证据证明胞外基质的微环境和外力可以影响干细胞的命运，但还不清楚致瘤性肿瘤细胞（Tumerigenic cancer cells）是如何对环境做出响应的。实体瘤中有少数癌细胞具有自我更新、增殖和分化为肿瘤中其他类型细胞的能力。这些具有繁殖能力的细胞与肿瘤干细胞具有相似的特征：它们通常具有抗药性尤其是对电离辐射有较强抗性，并且常被认为是肿瘤复发的原因。因此，准确识别出这些肿瘤干细胞，可以帮助人们更好地了解抗性、自我更新、恶变产生的机理，甚至可以找到对抗这种细胞的办法。随着细胞与亚细胞尺度实验技术的发展，目前已经可以实现对单细胞和单个生物分子的变形进行测试和分析。因此，通过基于 STED 的 3D-MTC 平台，定量研究癌细胞与正常细胞的力学性质的差异，将会有助于更好地理解癌症的发病机理，从而提供有效的癌症诊断技术。

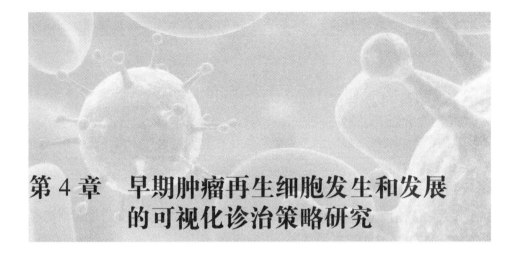

第 4 章　早期肿瘤再生细胞发生和发展的可视化诊治策略研究

4.1　肿瘤再生细胞的抑制因子研究

4.1.1　概　述

　　肿瘤再生细胞（Tumor-Repopulating Cells，TRCs）在肿瘤中扮演着关键角色，由于 TRCs 对多种治疗方式具有抵抗性，给肿瘤治疗带来了挑战。因此，研究针对 TRCs 的抑制因子对于肿瘤治疗具有重要意义。近些年来，TRCs 抑制因子的发现为抑制 TRCs 的治疗方法的开发提供了广阔的空间。研究 TRCs 抑制因子，对于深入了解 TRCs 的生物学特性、开发新的肿瘤治疗方法以及发现新的药物靶点具有重要的意义。随着技术的进步和研究的深入，相信未来肿瘤治疗将会迎来更多的突破和进步。

　　肿瘤抑制因子是指一类能够抑制细胞癌变和肿瘤形成的基因或蛋白质，它们在维护正常细胞生长和生命周期中起着至关重要的作用。这些肿瘤抑制因子通过多种复杂的途径来抑制肿瘤细胞的异常增殖、分化、凋亡以及转移的过程，从而维持组织和器官的健康状态。因此，深入了解 TRCs 的生物学特性和作用机制，发现和开发 TRCs 的治疗靶点，是当前肿瘤研究的热点和难点之一。总

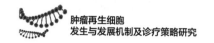
的来说，研究 TRCs 抑制因子对于深入了解 TRCs 的生物学特性和开发新的肿瘤治疗方法具有重要的意义。

4.1.2 抑制因子的类型、特征以及作用机制

我们已知的 TRCs 抑制因子主要包括化合物和蛋白质。以下是一些已知的 TRCs 抑制因子的种类和特征。

（1）FBXO30：一种蛋白质，它被发现在细胞中，并被认为在某些情况下可以充当肿瘤抑制因子。FBXO30 属于 F 箱蛋白家族，这是一个与细胞周期和蛋白质降解相关的蛋白质家族。

（2）C53：肿瘤抑制因子 C53（也称为 TP53INP1）是一个蛋白质，其研究已经与抑制肿瘤再生细胞（肿瘤干细胞或癌症干细胞）的研究相关联。肿瘤干细胞是一种特殊类型的癌细胞，它们具有自我更新和分化为多种不同类型细胞的能力，这使它们在癌症的发展和治疗中具有重要作用。

（3）BCCIP：BCCIP（BRCA2 and CDKN1. interacting protein）是一个与 BRCA2 和 CDKN1A（p21）相互作用的蛋白，其多个结构域在进化上高度保守，提示 BCCIP 生物学功能的重要性。BCCIP 在细胞内通过与 BRCA2 和 RAD51 相互作用，参与 DNA 损伤修复并维持基因组稳定性；通过和 p21 相互作用使细胞阻滞于 G1/S 期；通过参与微管和纺锤体形成而影响细胞分裂等；在 BCCIP 敲除小鼠的乳腺中可形成良性肿瘤或恶性肿瘤。BCCIP 是一个重要的抑癌基因，可能成为相关肿瘤的诊断标志物和治疗靶点。

（4）PTEN：PTEN 通过与 FOXK1 的相互作用来促进 FOXK1 的泛素化降解，进而负调控癌基因 FOXK1 的蛋白水平。PTEN-FOXK1 轴可能作为临床上治疗结 / 直肠癌的潜在靶点。

（5）CD44s：CD44s 是一种跨膜蛋白，广泛存在于肿瘤细胞表面。研究表明，CD44s 在 TRCs 中的表达水平较高，抑制 CD44s 的表达可以降低 TRCs 的增殖和自我更新。

这些 TRCs 抑制因子具有不同的作用机制和特征，通过深入研究和评价，可以进一步开发和优化抑制 TRCs 的治疗方法，为癌症治疗的创新和进步提

供重要的支持和指导。正是因为这些肿瘤再生细胞抑制因子具有不同的作用机制和特征，使得它们可以通过多种途径抑制 TRCs 的增殖和分化，从而在癌症治疗中发挥重要作用。通过深入研究和评价这些抑制因子，我们可以更好地理解它们的作用机制和生物学特性，并进一步开发和优化抑制 TRCs 的治疗方法，为癌症治疗的创新和进步提供重要的支持和指导。例如，一些肿瘤再生细胞抑制因子可以直接诱导 TRCs 的凋亡或阻止其增殖，这些抑制因子包括 TRAIL、IL-24、PDCD4 等。另外一些抑制因子如 DKK-1、NOTCH 等可以调节 Wnt 和 Notch 通路，从而影响 TRCs 的自我更新和分化，抑制 TRCs 的增殖和转化为非 TRCs。此外，一些抑制因子如 TGF-β、CCL5 等可以改变 TRCs 周围的肿瘤微环境，影响其增殖、存活和分化。

通过结合这些肿瘤再生细胞抑制因子，可以发展出一系列新的癌症治疗策略，例如基于抑制因子的基因治疗、蛋白质治疗、药物治疗等。此外，这些抑制因子也可以用于评估癌症患者的预后和疗效，作为诊断和治疗决策的参考指标。因此，进一步研究和评价肿瘤再生细胞抑制因子的作用机制和生物学特性，对于开发和优化抑制 TRCs 的治疗方法、提高癌症治疗的效果和质量具有重要意义。

肿瘤再生细胞抑制因子是一类能够抑制肿瘤再生细胞增殖和自我更新的分子。其作用机制复杂，可以从多个方面进行分析和阐述。下面从几个方面详细介绍肿瘤再生细胞抑制因子的作用机制。

（1）抑制细胞增殖：抑制肿瘤再生细胞增殖是肿瘤再生细胞抑制因子最基本的作用机制。肿瘤再生细胞抑制因子通过调节细胞周期、调控有丝分裂和无丝分裂等方式抑制肿瘤再生细胞的增殖。例如，研究发现 miR-34a 可以通过抑制 CDK4/6 和 E2F3 等基因的表达，抑制肿瘤再生细胞的增殖和转化。

（2）抑制自我更新：肿瘤再生细胞抑制因子还可以抑制肿瘤再生细胞的自我更新。自我更新是肿瘤再生细胞维持自身特性和增殖能力的基础。因此，抑制自我更新是肿瘤治疗的重要策略之一。例如，研究表明，FOXM1 在肿瘤再生细胞中的表达水平高，可以促进其自我更新，因此 FOXM1 的抑制可以有效抑制肿瘤再生细胞的自我更新。

（3）抑制干细胞标记物的表达：肿瘤再生细胞通常具有干细胞特性，

表达多个干细胞标记物，例如 CD44、CD133、ALDH 等。肿瘤再生细胞抑制因子可以通过抑制这些干细胞标记物的表达，进而抑制肿瘤再生细胞的增殖和自我更新。例如，研究发现 miR-34a 和 let-7 可以抑制 CD44 和 CD133 的表达，从而抑制肿瘤再生细胞的增殖和转化。

（4）调节信号通路：肿瘤再生细胞抑制因子可以通过调节多个信号通路，抑制肿瘤再生细胞的增殖和自我更新。例如，miR-34a 可以抑制肿瘤再生细胞的 Wnt/β-catenin 信号通路、NF-κB 信号通路和 Notch 信号通路等，从而抑制肿瘤细胞的生长。

4.1.3　抑制因子的研究进展和在肿瘤治疗中的应用

近些年我们对 TRCs 抑制因子进行了相应的研究，它的热度在不断地上升。因此，寻找 TRCs 的抑制因子已成为肿瘤治疗领域的热点研究方向之一。已有的研究主要集中在以下几个方面：

（1）发现新的 TRCs 抑制因子。研究人员通过筛选化合物、酶和抗体等多种方法，已经发现了许多具有潜在 TRCs 抑制活性的化合物和分子。例如，2018 年的一项研究发现，抑制神经营养因子（NRF2）信号通路能够抑制 TRCs 的增殖和侵袭。另外，一些天然产物如紫锥菊酯、桉叶素等也被发现具有 TRCs 抑制活性。

（2）研究 TRCs 抑制因子的作用机制。TRCs 抑制因子的作用机制非常复杂，目前已经发现的 TRCs 抑制因子作用机制主要包括：抑制 TRCs 自我更新能力、破坏 TRCs 与肿瘤微环境的相互作用、影响 TRCs 的代谢等。例如，2019 年的一项研究发现，酸性蛋白酶体的抑制可以抑制乳腺癌 TRCs 的自我更新能力。

（3）评价 TRCs 抑制因子的抗癌效果。已有研究通过体内和体外实验评价 TRCs 抑制因子的抗癌效果。例如，一些化合物如 L-3-n-Butylphthalide 被证明可以抑制肝癌 TRCs 的增殖和侵袭，并显著抑制肝癌的生长和转移。此外，一些细胞因子如 TNF-α 和 IL-12 也被证明可以通过激活免疫系统来抑制肿瘤生长和转移。

（4）组合使用 TRCs 抑制因子和传统化疗药物。TRCs 抑制因子与传统化疗药物的组合使用，已成为目前肿瘤治疗的热点研究方向。已有研究表明，通过组合使用 TRCs 抑制因子和化疗药物，可以显著提高肿瘤治疗的效果，并降低化疗药物的毒副作用。例如，一些研究发现，将 ATM 和 CHK1 的抑制剂与经典化疗药物如紫杉醇和顺铂组合使用，能够显著提高乳腺癌和卵巢癌等多种肿瘤的治疗效果。

（5）发展靶向 TRCs 的新型治疗方法。目前已有研究表明，TRCs 是肿瘤耐药和复发的重要因素，因此针对 TRCs 的新型治疗方法已经成为研究的热点。例如，CRISPR/Cas9 基因编辑技术被用于研究 TRCs 的功能和作用机制，并探索靶向 TRCs 的新型治疗策略。另外，人工智能和机器学习技术的应用也为 TRCs 的研究提供了新的思路和方法。

综上所述，TRCs 抑制因子的研究还有许多待发掘的领域和方向。未来的研究方向可能包括：发现新的 TRCs 抑制因子和评价其作用机制和抗癌效果、深入探索 TRCs 的分子机制和信号通路、研究 TRCs 的免疫学特性和免疫治疗方法、探索组合使用 TRCs 抑制因子和传统治疗药物的最佳方案、研究靶向 TRCs 的新型治疗策略等。这些研究将为肿瘤治疗的创新和进步提供重要的支持和指导。

4.1.4　抑制因子的未来研究方向

在研究肿瘤再生细胞（TRCs）抑制因子时，需要对这些因子的抑制作用进行检测和评估。检测和评估 TRCs 抑制因子的抑制作用，是研究 TRCs 治疗的关键步骤。以下是常用的几种检测方法。

1. 细胞增殖检测法

细胞增殖检测法是一种常用的检测 TRCs 抑制因子活性的方法。该方法通过测量细胞增殖能力的变化，来评估 TRCs 抑制因子的抑制作用。通常采用 MTT（3-（4, 5-dimethylthiazol-2-yl）-2, 5-diphenyltetrazolium bromide）法、SRB（Sulforhodamine B）法、CCK-8（Cell Counting Kit-8）法等测定 TRCs 的细胞增殖率，从而评估 TRCs 抑制因子的抑制效果。

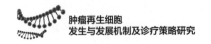

2. 流式细胞术检测法

流式细胞术是一种常用的检测 TRCs 抑制因子活性的方法。该方法通过检测 TRCs 表面标记物、凋亡标记物、细胞周期标记物等来评估 TRCs 抑制因子的抑制作用[165]。例如，通过检测细胞表面 CD44 和 CD24 的表达来鉴定 TRCs，通过检测 Annexin V/PI 双染标的细胞来检测 TRCs 凋亡率等。

3. 免疫印迹法

免疫印迹法是一种常用的检测 TRCs 抑制因子活性的方法。该方法通过检测 TRCs 中相关蛋白的表达量和活性来评估 TRCs 抑制因子的抑制作用。例如，通过检测 TRCs 中干扰素抑制剂（IFITM）的表达量来评估 TRCs 抑制因子对其的抑制作用。

4. 限制性内切酶消化分析法

限制性内切酶消化分析法是一种常用的检测 TRCs 抑制因子活性的方法。该方法通过检测 TRCs 相关基因的限制性内切酶切割模式来评估 TRCs 抑制因子的抑制作用。例如，通过检测 TRCs 中核酸结合蛋白 Lin28B 的限制性内切酶切割模式来评估 TRCs 抑制因子对其的抑制作用。

5. 小鼠模型检测法

小鼠模型法是评估 TRCs 抑制因子抑制作用的另一种常用方法。通过注射肿瘤细胞株到小鼠体内形成肿瘤模型，然后对小鼠进行不同剂量的 TRCs 抑制因子的治疗，最终观察肿瘤生长的抑制情况。小鼠模型法可以进一步评估 TRCs 抑制因子对肿瘤生长的抑制作用以及对小鼠健康状况的影响。

以上几种方法各有其优缺点，通常需要结合多种方法进行评估。同时，这些检测方法可以进一步探索 TRCs 的生物学特性，为 TRCs 治疗的设计提供重要的参考和指导。

尽管已经发现了许多能够抑制肿瘤再生细胞的因子，但是目前对于这些因子的研究还相对不足，未来需要进一步深入探究以下几个方向：

（1）深入了解 TRCs 的特性和生物学机制。TRCs 具有高度的自我更新和分化能力，这是肿瘤生长、转移和复发的关键。但是，TRCs 的生物学特性和机制还存在许多未知领域。因此，未来的研究需要深入了解 TRCs 的分子机制、信号传导途径、表观遗传调控等方面的细节。

（2）研究 TRCs 与免疫系统的关系。免疫治疗是目前肿瘤治疗的热点领域之一，然而肿瘤细胞可以通过多种方式逃避免疫系统的攻击。最近的研究表明，TRCs 与免疫逃逸密切相关。未来的研究需要探究 TRCs 与免疫系统的交互作用，并开发新的免疫治疗策略来消灭 TRCs。

（3）发现新的 TRCs 抑制因子。虽然已经发现了一些 TRCs 抑制因子，但是仍然有许多未知的因子可能具有抑制 TRCs 的潜力。未来的研究需要寻找新的 TRCs 抑制因子，并研究它们的分子机制和治疗潜力。

（4）开发 TRCs 特异性的治疗策略。目前大多数治疗策略都是面向肿瘤细胞，而不是面向 TRCs。未来的研究需要开发 TRCs 特异性的治疗策略，以达到更好的治疗效果，并避免对正常组织造成损害。

（5）建立 TRCs 的模型和筛选方法。TRCs 是一种高度异质性的细胞群体，难以通过传统的细胞培养技术进行研究。因此，未来的研究需要建立更好的 TRCs 模型和筛选方法，以便高通量筛选和验证潜在的 TRCs 抑制因子。

（6）基于机器学习的 TRCs 预测和治疗策略。机器学习技术可以帮助我们更好地理解 TRCs 的特性和机制，发现新的 TRCs 抑制因子，预测肿瘤复发的可能性等。未来的研究需要结合机器学习技术，开发更准确、个性化的 TRCs 治疗策略，以提高治疗的效果和成功率。

（7）探索 TRCs 在不同癌症类型中的差异。TRCs 在不同类型的肿瘤中具有不同的生物学特性和表达谱。未来的研究需要深入探索 TRCs 在不同癌症类型中的差异，并开发特异性的治疗策略。

（8）利用基因编辑技术研究 TRCs。基因编辑技术可以精确地修改 TRCs 的基因组，进而研究 TRCs 的生物学特性和机制。未来的研究需要结合基因编辑技术，深入探究 TRCs 的分子机制和治疗潜力。

总之，未来的研究需要从多个方面深入探究 TRCs 的特性和机制，发现新的 TRCs 抑制因子，并开发 TRCs 特异性的治疗策略，以提高肿瘤治疗的效果和治愈率。这些研究将有助于深入理解肿瘤再生细胞的生物学特性和机

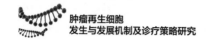

制，为肿瘤治疗开发更有效的策略提供基础和指导。

4.1.5　结　论

肿瘤再生细胞抑制因子的研究是当前抗肿瘤治疗领域的热点之一，也是肿瘤学领域的前沿研究。在过去的几十年里，人们已经发现了许多能够抑制 TRCs 增殖和分化的因子，对这些因子的研究不仅对于探索肿瘤再生细胞的生物学特性和治疗机制具有重要意义，也为肿瘤治疗提供了新的思路和方法。然而，在肿瘤再生细胞抑制因子的研究过程中仍然存在一些问题和挑战。首先，目前已知的 TRCs 抑制因子数量较少，需要进一步发掘和筛选。其次，TRCs 的生物学特性复杂，抑制因子的作用机制仍需要深入研究。此外，现有的检测方法和评价标准不够完善，需要进一步改进和优化。最后，将 TRCs 抑制因子转化为临床应用，仍需要克服许多技术和经济上的困难。

为了推进肿瘤再生细胞抑制因子研究的发展，我们应该加强基础研究，深入探索 TRCs 的生物学特性和抑制因子的作用机制。这不仅可以拓展我们对 TRCs 的认识，也可以为 TRCs 抑制因子的研究提供更加全面和准确的理论支持。同时我们也应该加强技术创新，优化 TRCs 抑制因子的筛选、检测和评价方法。例如，可以开发更加敏感和准确的检测方法，以便更好地评估 TRCs 抑制因子的抑制作用。此外，还可以利用 CRISPR/Cas9 等基因编辑技术，对 TRCs 相关基因进行敲除或激活，以验证 TRCs 抑制因子的作用机制。我们应该加强应用转化研究，将 TRCs 抑制因子转化为临床治疗药物。这需要在不断优化和完善的检测和评价体系的基础上，进行药物筛选和临床试验，逐步验证 TRCs 抑制因子的安全性和疗效。

肿瘤再生细胞是一类具有高度自我更新和分化能力的细胞，在肿瘤的发生、发展和治疗中具有重要的作用。因此，研究和发现 TRCs 抑制因子对于探索肿瘤发生和发展的机制，以及开发新的肿瘤治疗方法具有重要意义。

首先，TRCs 抑制因子可以作为潜在的治疗靶点。目前已经发现的 TRCs 抑制因子包括 CD44、CD133、BMI1 等，它们能够抑制 TRCs 的增殖和自我更新能力，从而达到抑制肿瘤发生和发展的目的。因此，通过针对这些

TRCs 抑制因子的药物开发，有望开发出针对 TRCs 的治疗方法，从而提高肿瘤治疗的效果和预后。

其次，TRCs 抑制因子的研究也可以为肿瘤的诊断和预后提供新的思路。一些研究表明，TRCs 的存在与肿瘤的预后密切相关。通过检测 TRCs 抑制因子的表达量，可以更好地预测患者的肿瘤预后，为患者提供更加个性化的治疗方案。

再次，TRCs 抑制因子的研究也为开发新型的癌症疫苗和免疫治疗策略提供了新的思路。TRCs 具有高度的异质性和免疫逃逸能力，这使得传统的放、化、手术治疗难以消灭 TRCs。而 TRCs 抑制因子可以针 TRCs 特异性抑制，从而增强免疫系统 TRCs 的攻击能力，使得肿瘤免疫治疗更加有效。因此，TRCs 抑制因子的研究为免疫治疗策略的开发提供了新的思路和方向。

最后，TRCs 抑制因子的研究对于癌症的预防和早期发现也具有重要的意义。由于 TRCs 在肿瘤的起始阶段就开始活跃，因此，通过研究 TRCs 的特异性抑制因子，可以在肿瘤尚未形成或者形成初期就进行治疗，从而有效预防和控制肿瘤的发生和发展。

综上所述，TRCs 抑制因子的研究对于肿瘤治疗的创新和进步具有重要的意义。通过深入研究 TRCs 的生物学特性和开发 TRCs 的治疗靶点，可以开发出更加个性化和有效的肿瘤治疗方法。同时，TRCs 抑制因子的研究也为肿瘤的诊断和预后、癌症免疫治疗和预防等方面提供新的思路和策略。总之，TRCs 抑制因子的研究对于探索肿瘤的发生和发展机制、开发新的治疗方法以及提高肿瘤治疗的效果和预后具有重要的意义。随着技术和研究的不断进步，相信未来 TRCs 抑制因子的研究将会取得更多的突破和进展，为我们抗癌治疗带来更多的启示和应用前景。

4.2　肿瘤再生细胞靶向分子筛选研究

4.2.1　TRCs 的特征和作用机制

肿瘤再生细胞（TRCs）是具有干细胞特性的癌细胞亚群，它们具有自我更新、多向分化和诱导肿瘤生长的能力，TRCs 的存在和活动是导致肿瘤复

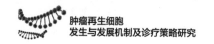
发和耐药的主要原因之一。TRCs 具有多种生物学特性和作用机制，包括：

（1）自我更新。TRCs 可以通过自我更新维持自身数量的稳定，并保持其干细胞特性。这种能力使得 TRCs 在肿瘤生长和发展中起着重要的作用。

（2）多向分化。TRCs 可以分化成多种不同类型的癌细胞，从而形成肿瘤的多样性。这种分化能力使得 TRCs 能够适应不同的环境和条件，从而更好地存活和繁殖。

（3）抗凋亡。TRCs 对凋亡信号的敏感性较低，能够抵抗化疗和放疗等常规治疗的杀伤作用。这种抗凋亡能力是导致肿瘤治疗失败和复发的主要原因之一。

（4）免疫逃逸。TRCs 可以通过不同的机制逃避免疫监视，例如表达抗原低、逃避免疫识别、调节免疫反应等，使得免疫细胞无法有效攻击和清除 TRCs。

（5）代谢适应性。TRCs 在代谢方面具有适应性，可以通过调节氧化磷酸化、葡萄糖代谢和脂肪酸代谢等途径来适应不同的环境和条件，从而更好地存活和繁殖。

以上是 TRCs 的主要生物学特性和作用机制，深入了解和研究这些特性和机制，有助于发现和开发新的 TRCs 靶向治疗策略，可以揭示 TRCs 在肿瘤中的重要作用和作用方式，有助于寻找新的 TRCs 靶向分子以及发展新的肿瘤治疗策略。此外，深入了解 TRCs 的生物学特性和作用机制，还可以为肿瘤的诊断和预后提供新的思路。对 TRCs 的深入研究，将促进对肿瘤生物学的更好理解，为开发更有效的肿瘤治疗策略提供基础。

4.2.2　靶向分子的筛选方法

靶向分子是指可以特异性地作用于特定分子的分子或药物，已经成为当前肿瘤治疗中的主要策略之一。目前，已经发展出多种靶向分子的筛选方法，下面详细介绍一些主要的筛选方法。

1. 细胞表面分子筛选法

这种方法利用细胞表面的分子特异性，来筛选具有高亲和力的配体或抗体。通常使用的方法是，利用细胞表面的分子来选择配体或抗体，然后通过细胞表面分子的高亲和性来识别和绑定靶分子。该方法可用于筛选肿瘤细胞上的分子，也可用于筛选与细胞表面受体有关的分子。

2. 蛋白质组筛选法

蛋白质组筛选法是利用大规模蛋白质组学技术，来鉴定靶分子与潜在配体之间的相互作用。该方法利用大规模蛋白质组学技术，通过检测蛋白质间的相互作用来发现具有高亲和力的配体或抗体，可用于快速鉴定蛋白质相互作用的靶分子。

3. 核酸筛选法

核酸筛选法是利用核酸分子的亲和性和特异性，来筛选具有高亲和力的配体或抗体。该方法通常使用核酸库和靶分子，通过选择合适的核酸序列，从而筛选出与靶分子具有高亲和力的核酸分子。

4. 化学筛选法

化学筛选法是利用化学结构的相互作用来筛选具有高亲和力的配体或抗体。化学筛选法通常包括高通量筛选、计算机辅助设计和合成化学等多种技术，可用于筛选小分子化合物或天然产物中与特定蛋白质相互作用的配体或抗体。

总之，靶向分子的筛选方法是多种多样的，可以根据不同的靶分子和研究目的选择合适的筛选方法。这些筛选方法为发现新的靶向分子和研究靶向分子的作用机制提供了有力的工具，也为肿瘤治疗和生物研究提供了广泛的应用前景。靶向分子的研究和开发是当前肿瘤治疗中的主要策略之一，通过选择合适的靶向分子，可以实现对肿瘤细胞的特异性杀灭，减少对正常细胞的伤害，同时也有望发现更加精准的肿瘤诊断和治疗方法。在今后的研究中，将会进一步发展和完善靶向分子的筛选方法，以期更好地应用于肿瘤治疗和生物研究中，为癌症患者带来更加准确、有效、安全的治疗方法。

4.2.3　靶向分子的特征和作用机制

经过多年的研究，已经发现了许多能够针对 TRCs 的靶向分子。这些靶向分子可以通过不同的机制抑制或杀灭 TRCs，从而减缓或阻止肿瘤的生长

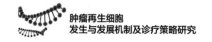
和转移。以下是已经筛选出的 TRCs 靶向分子的一些特征和作用机制。

1. CD44

CD44 是一种跨膜糖蛋白，在 TRCs 中高度表达。它的表达与 TRCs 的增殖、侵袭、耐药和转移等生物学特性密切相关。CD44 在 TRCs 中的功能主要是调节细胞黏附、迁移和信号转导等过程。CD44 还可以与肿瘤微环境中的逆转录酶相互作用，促进肿瘤转移。因此，CD44 已成为 TRCs 靶向治疗的重要分子。

2. ALDH1

ALDH1 是一种乙醛脱氢酶，可以在 TRCs 中作为一种标记性分子。ALDH1 在 TRCs 中的表达水平高于非 TRCs，并与 TRCs 的增殖、侵袭、耐药和转移等生物学特性密切相关。ALDH1 在 TRCs 中的主要功能是调节氧化还原代谢和 DNA 修复等过程。因此，ALDH1 已成为 TRCs 靶向治疗的重要分子。

3. Nanog

Nanog 是一种转录因子，可以维持 TRCs 的干性和自我更新能力。Nanog 在 TRCs 中的表达水平高于非 TRCs，并与 TRCs 的增殖、侵袭、耐药和转移等生物学特性密切相关。Nanog 在 TRCs 中的主要功能是调节干性、自我更新和细胞分化等过程。因此，Nanog 已成为 TRCs 靶向治疗的重要分子。

4. Notch

Notch 是一种跨膜受体，在 TRCs 中的表达水平高于非 TRCs。Notch 信号通路在 TRCs 中的主要功能是调节细胞增殖、自我更新和分化等过程。Notch 信号通路的异常激活与 TRCs 的增殖、侵袭、耐药和转移等生物学特性密切相关。因此，Notch 信号通路已成为 TRCs 靶向治疗的重要分子。

5. Wnt

Wnt 信号通路是一种重要的细胞信号通路，参与了胚胎发育、干细胞维持和肿瘤发生等多个生物学过程。Wnt 信号通路可以分为经典 Wnt 通路和非经典 Wnt 通路两种。Wnt 信号通路在多种肿瘤中都扮演了重要的角色，特别是在肝癌、结肠癌、乳腺癌等恶性肿瘤中发挥着重要作用。在肿瘤中，Wnt 信号通路常常处于过度激活状态，导致 β-catenin 的过度积累和核内转移，从而影响肿瘤的增殖、转移和侵袭等生物学特性。因此，Wnt 信号通路成为了治疗肿瘤的一个重要靶点。目前已经有多种靶向 Wnt 信号通路的药物正在临床试验中，包括小分子抑制剂、抗体等。

除此之外，一些 TRCs 靶向分子在肿瘤治疗中也已经得到了应用。例如，Bmi-1 是一种广泛存在于多种肿瘤中的 TRCs 标志物，它的高表达与预后不良相关。因此，研究人员利用 RNA 干扰、小分子抑制剂等方法，成功地抑制了 Bmi-1 的表达，进而抑制了肿瘤细胞的增殖、转移和侵袭。同样，针对 CD133 的靶向治疗也已经在临床试验中得到了应用。

总的来说，TRCs 靶向分子的研究是当前肿瘤治疗领域的热点之一，对于深入了解肿瘤发生和发展机制，发现新的肿瘤治疗方法具有重要意义。但是需要注意的是，不同类型的肿瘤具有不同的 TRCs 表达模式和特征，因此需要进一步研究，以便针对不同类型的肿瘤开发具有针对性的 TRCs 靶向治疗方法。

4.2.4　靶向分子的应用前景

TRCs 靶向分子的应用前景具有很大的潜力，可以作为单一治疗手段或与常规治疗联合应用。以下是具体的评价。

（1）作为单一治疗手段：一些 TRCs 靶向分子已被证明具有很强的抗肿瘤活性，例如 CD133、ALDH1A1 等。这些靶向分子在体内和体外试验中已被证明能够有效地抑制肿瘤的生长和转移，并能够诱导肿瘤细胞凋亡。因此，这些靶向分子在癌症治疗中有望作为单一治疗手段使用，特别是对于难以治疗的肿瘤类型，如胰腺癌、肺癌等。

（2）与常规治疗联合应用：TRCs 靶向分子与常规治疗联合应用可以提高治疗效果。例如，与放疗和化疗联合应用 CD133 抗体，能够增强治疗效果，

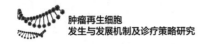

降低肿瘤复发率和转移率。此外，联合使用多种不同的 TRCs 靶向分子也可以获得更好的治疗效果，如联合应用 CD133 和 ALDH1A1 抑制剂可以显著抑制胰腺癌的生长和转移。

（3）应用的适应症和限制：TRCs 靶向分子的应用适应症主要是肿瘤类型特异性，不同的靶向分子对不同类型的肿瘤有不同的作用效果。另外，靶向分子的临床应用还受到药物研发和转化的限制，如药物的生物利用度、药物的稳定性和毒性等因素。

（4）药物研发和转化的难点：目前，TRCs 靶向分子的药物研发和转化仍面临一些难点，如药物的靶向性、药物的生产和质量控制、药物的药代动力学等。此外，临床试验的设计和实施也是一个挑战，需要仔细考虑药物的安全性和有效性。

TRCs 靶向分子确实具有广阔的应用前景，但同时也面临着一些挑战和限制。未来的研究应该更加注重以下几个方面：

首先，需要开发更具有靶向性和选择性的药物。目前，许多 TRCs 靶向分子的药物具有较高的毒性和副作用，这限制了它们在临床治疗中的应用。因此，我们需要更加深入地了解 TRCs 的生物学特性和分子机制，以开发更加精准的靶向分子。

其次，需要加强药物的生物利用度和药代动力学研究。药物的生物利用度和药代动力学特性对于药物的有效性和安全性至关重要。未来的研究需要更加深入地探究药物在体内的代谢和分布规律，以提高药物的生物利用度和药效。

再次，需要更好地了解 TRCs 靶向分子与常规治疗的相互作用和联合应用的效果。一些研究表明，TRCs 靶向分子与常规治疗联合应用可以提高治疗效果，但是也可能会增加药物的副作用。因此，未来的研究需要更加深入地探究 TRCs 靶向分子与常规治疗的相互作用和联合应用的效果和安全性。

最后，需要加强药物研发和转化的难点。TRCs 靶向分子的研究和开发需要进行大量的基础研究和临床试验，这需要投入大量的时间和资源。未来的研究需要加强药物研发的效率，降低药物研发的成本和风险，以推动 TRCs 靶向分子的研究和转化。

4.2.5　未来的研究方向和展望

TRCs 靶向分子的筛选研究是肿瘤治疗领域的热点之一，目前已经有很多筛选方法和靶向分子被开发和研究。靶向分子治疗是一种针对肿瘤细胞表面的特定分子进行治疗的方法。它可以通过选择性地干扰肿瘤细胞的生长和增殖来达到治疗肿瘤的目的，同时避免对正常细胞的损伤，具有较好的治疗效果和较小的副作用。近年来，随着人们对肿瘤生物学和分子生物学的深入研究，越来越多的肿瘤特异性靶向分子被发现。这些靶向分子包括蛋白质、酶、核酸等多种类型，可以作为肿瘤治疗的潜在靶点。靶向分子治疗的前景非常广阔。一方面，它可以用于单独治疗肿瘤，也可以与传统的化疗、放疗等治疗方法联合应用，提高治疗效果和降低副作用。另一方面，靶向分子治疗还可以应用于肿瘤预防、肿瘤早期诊断和预后判断等方面，具有重要的临床应用价值。

未来，TRCs 靶向分子的筛选研究将会有以下发展方向和展望：

（1）新的筛选方法：高通量筛选技术、人工智能技术和化学生物学技术等新的筛选方法将会被广泛应用于 TRCs 靶向分子的筛选研究。这些技术可以帮助研究人员更快速、更准确地筛选出具有潜在治疗效果的靶向分子，以提高肿瘤治疗的效果和质量。

（2）新的靶向分子：除了已经发现的靶向分子，未来还将有更多的靶向分子被发现和开发。例如，肿瘤免疫治疗、肿瘤细胞代谢途径和肿瘤微环境等领域的研究，将有望发现新的靶向分子，以更好地治疗肿瘤。

（3）多靶点联合治疗：由于肿瘤的异质性和复杂性，单一靶向分子的治疗效果可能有限。因此，未来的研究将会探索多靶点联合治疗的方法。通过同时作用于多个靶向分子，可以提高治疗效果，减少药物耐药性，为肿瘤治疗提供更多的选择。

（4）定制化治疗：随着肿瘤治疗的个性化趋势，未来的研究还将探索定制化治疗的方法。通过对患者的基因组、转录组、代谢组等多个方面进行分析，可以为患者提供更加精准的治疗方案，包括选择最适合患者的靶向分子和多靶点联合治疗方案等。

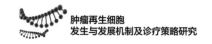

总之，未来的 TRCs 靶向分子的筛选研究将会更加多样化和个性化，随着对肿瘤的分子机制和免疫学特征的深入了解，越来越多的靶向分子被发现，并被用于肿瘤治疗。未来的 TRCs 靶向分子的筛选研究将会更加多样化和个性化，因为不同的肿瘤类型和个体差异需要不同的治疗策略。这需要多学科的合作，包括生物信息学、生物学、化学和药学等领域的专家，以及技术的创新，如人工智能、高通量筛选技术、单细胞测序等，来寻找更有效的靶向分子，为肿瘤治疗提供更多的选择和可能性。

4.3　肿瘤再生细胞新的分子标志物可视化研究

4.3.1　肿瘤再生细胞的分子特征

肿瘤再生细胞是一种具有高度再生能力和自我更新能力的细胞，在肿瘤发生和发展过程中具有至关重要的作用。针对肿瘤再生细胞的治疗策略成为了肿瘤治疗领域的热点研究方向。在肿瘤再生细胞的特异性治疗策略中，肿瘤再生细胞的分子标志物是非常重要的一个方面[166]。本节将介绍肿瘤再生细胞的分子特征，包括表面标志物、信号通路、转录因子等方面的变化，以及这些分子特征与肿瘤再生细胞的生长、扩散等方面的关联。

1. 表面标志物

肿瘤再生细胞的表面标志物是研究肿瘤再生细胞的重要指标之一，可以通过免疫表型分析等方法进行研究。肿瘤再生细胞通常表达一些胚胎干细胞和干细胞的表面标志物，如 CD133、CD44、CD24 等。这些标志物的表达水平与肿瘤再生细胞的再生能力和自我更新能力密切相关[167]。例如，CD133是一种经常被用来标识肿瘤再生细胞的标志物，它的高表达水平与肿瘤的预后不良有关。CD44 也是一种广泛表达于肿瘤再生细胞表面的标志物，它的高表达水平与肿瘤的浸润和转移有关。此外，肿瘤再生细胞还表达一些细胞间相互作用的分子，如 E-cadherin、N-cadherin 等，这些分子的表达水平与肿瘤再生细胞的浸润和转移也有关系。

2. 信号通路

肿瘤再生细胞的信号通路是肿瘤再生的重要调节因素之一。许多信号通路在肿瘤再生中扮演着重要的角色，如 Wnt 信号通路、Notch 信号通路、Hedgehog 信号通路等。这些信号通路的激活会导致肿瘤再生细胞的增殖和自我更新。例如，Wnt 信号通路在肿瘤再生中是一个关键的调节因子，它的激活能促进肿瘤再生细胞的增殖、增加干细胞特性和增强肿瘤干细胞的自我更新能力。Notch 信号通路的激活也与肿瘤再生细胞的增殖和干细胞特性密切相关。Hedgehog 信号通路的激活会促进肿瘤再生细胞的增殖和干细胞特性，同时也与肿瘤的浸润和转移有关系。因此，针对这些信号通路的抑制剂成为了治疗肿瘤再生细胞的重要策略之一。

3. 转录因子

肿瘤再生细胞的转录因子是控制细胞命运和发育的关键分子，它们的表达水平和调控作用在肿瘤再生中具有重要作用[168]。例如，Oct-4、Sox2、Nanog 等是干细胞标志性转录因子，它们在肿瘤再生细胞中的表达水平明显高于普通细胞。这些转录因子的表达水平和调控作用直接影响肿瘤再生细胞的干细胞特性和自我更新能力。另外，肿瘤再生细胞的转录因子还与肿瘤的浸润和转移密切相关，如 Snail、Slug、Twist 等是转录因子，它们的高表达水平与肿瘤的浸润和转移有关。

4. 肿瘤再生细胞的生长和扩散

肿瘤再生细胞的生长和扩散是肿瘤发生和发展的关键过程。肿瘤再生细胞具有高度的再生能力和自我更新能力，能够长期维持肿瘤的生长和扩散[169]。同时，肿瘤再生细胞还具有多种生长和扩散的特征，如增殖、浸润、转移等。以下将介绍肿瘤再生细胞的生长和扩散特征。

（1）增殖。

肿瘤再生细胞具有高度的增殖能力，能够持续分裂和生长，形成肿瘤组织。这是由于肿瘤再生细胞具有不受常规细胞增殖调控机制限制的特性，如

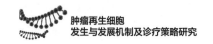

可以无限制地分裂、重复自我更新等。同时，肿瘤再生细胞还能通过改变细胞周期和凋亡逃避体内的生长抑制信号，促进细胞增殖[170]。肿瘤再生细胞的增殖能力是肿瘤发生和发展的重要因素之一。

（2）浸润。

肿瘤再生细胞具有浸润能力，能够穿过周围组织，进入邻近或远处的组织或器官，造成癌细胞的扩散。这种浸润能力是由于肿瘤再生细胞的细胞外基质附着和间质透过能力增强，细胞膜表面的附着分子、转录因子和信号通路发生改变等因素共同作用的结果。

（3）转移。

肿瘤再生细胞的转移是指肿瘤细胞从原发部位进入体内循环系统，进而到达其他器官，形成新的转移性肿瘤的过程。这是肿瘤发展过程中最危险和严重的阶段。肿瘤再生细胞的转移是通过多个步骤完成的，包括脱落、入侵、入血管、循环、停留和重新定植等过程。其中，入侵和入血管是肿瘤细胞转移的关键步骤。

总之，肿瘤再生细胞的生长和扩散是肿瘤发生和发展的重要过程，其增殖、浸润和转移特征是导致肿瘤恶性转化的主要原因之一。对这些特征的深入了解有助于防治肿瘤。

4.3.2　肿瘤再生细胞分子标志物的可视化研究方法

肿瘤再生细胞是肿瘤发生和发展的重要组成部分，具有高度的再生能力和自我更新能力，是肿瘤治疗的难点之一。为了更好地研究肿瘤再生细胞的生物学特性，科学家们需要掌握一系列可视化研究方法，以便对肿瘤再生细胞的分子标志物进行研究。

1. 流式细胞术

流式细胞术是一种常用的单细胞分析技术，可以对肿瘤再生细胞进行分析和鉴定。该技术利用细胞分子的物理、化学和免疫学特性，对单个细胞进行快速、高通量、多参数分析，从而实现对细胞种类和数量的精确鉴定[171]。

在流式细胞术中，首先需要对肿瘤细胞进行单细胞分离。分离方法可以采用机械分离、酶解分离等多种方式。分离后的细胞需要经过染色体染料、荧光染料、抗体等处理，使细胞表面的标志物被标记。然后通过流式细胞仪进行分析，对不同标记的细胞进行分类和计数。

在肿瘤再生细胞的研究中，流式细胞术可以用于鉴定和分离肿瘤再生细胞，确定其表面标志物的种类和表达水平。例如，利用抗体对干细胞标志性蛋白 Oct-4、Sox2、Nanog 等进行标记，可以对肿瘤组织中的干细胞进行鉴定和分离。此外，流式细胞术还可以用于检测肿瘤细胞的增殖能力、凋亡率等指标，为肿瘤治疗提供参考。

2. 蛋白质质谱技术

蛋白质质谱技术是一种高通量的蛋白质分析方法，可以对肿瘤再生细胞的蛋白质组进行全面分析。该技术利用蛋白质分子的质量和电荷等特性进行分析，可以对蛋白质的种类、表达水平、修饰等多个方面进行研究。

在蛋白质质谱技术中，首先需要对肿瘤组织或单个肿瘤细胞进行蛋白质的提取和纯化。通常采用的方法包括胶体电泳、液相色谱等[172]。然后将蛋白质分子进行水解或电解，产生肽段，再利用质谱仪进行分析。通过与数据库中已知的蛋白质质谱图进行比对，可以确定肿瘤细胞中蛋白质的种类和表达水平，从而研究肿瘤再生细胞的特征。

在肿瘤再生细胞的研究中，蛋白质质谱技术可以用于发现和鉴定特异性的蛋白质标志物。例如，利用蛋白质质谱技术可以对干细胞标志性蛋白进行鉴定，进而确定其在肿瘤再生细胞中的表达情况。此外，还可以通过分析肿瘤细胞中的蛋白质修饰水平，如糖基化、磷酸化等，研究肿瘤细胞的生物学特性，为治疗提供参考。

3. 免疫荧光染色

免疫荧光染色是一种常用的细胞分析方法，可以用于研究肿瘤再生细胞的形态和分子标志物的空间和时间分布情况。该技术利用抗体对肿瘤细胞表面或内部的特定蛋白质进行标记，并利用荧光显微镜观察染色的细胞。

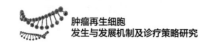
在免疫荧光染色中，首先需要对肿瘤细胞进行固定和穿刺，使细胞膜不再通透，同时保留细胞内蛋白质的空间位置关系。然后将标记抗体与细胞接触，通过荧光显微镜观察细胞内荧光的分布情况，可以确定蛋白质在细胞内的分布位置和表达水平。

在肿瘤再生细胞的研究中，免疫荧光染色可以用于确定肿瘤再生细胞的表面标志物、内部信号转导途径等特征。例如，利用抗体对 CD133、CD44、CD24 等肿瘤干细胞标志性蛋白质进行免疫荧光染色，可以鉴定肿瘤再生细胞中的肿瘤干细胞亚群。此外，还可以使用抗体对转录因子、信号分子等进行免疫荧光染色，以研究肿瘤细胞的信号传导通路和分子机制。免疫荧光染色技术也可以与其他技术结合使用，如流式细胞术和显微镜图像分析，以进一步深入研究肿瘤再生细胞的特征和生物学行为。

4. 单细胞 RNA 测序技术

单细胞 RNA 测序技术是一种能够检测单个细胞中 RNA 转录本的高通量分析方法。该技术通过将单个细胞分离并进行 RNA 提取、逆转录、扩增和测序，获得单个细胞的转录组信息[173]。

在肿瘤再生细胞的研究中，单细胞 RNA 测序技术可以用于鉴定肿瘤再生细胞的异质性，并揭示肿瘤再生细胞的表观遗传学和转录调控机制。例如，通过单细胞 RNA 测序技术可以识别和分析肿瘤再生细胞的亚群，进而确定不同亚群之间的转录调控差异和分子特征。此外，该技术还可以用于探索肿瘤再生细胞的发育轨迹和细胞命运决定机制，为肿瘤治疗提供新的思路和策略。

总之，肿瘤再生细胞的研究需要多种技术手段的综合应用。蛋白质质谱技术、免疫荧光染色和单细胞 RNA 测序技术是目前较为常用的技术，可以从不同层面揭示肿瘤再生细胞的分子特征和生物学行为。

4.3.3　肿瘤再生细胞新的分子标志物的研究进展

肿瘤再生细胞是肿瘤中一种具有高度自我更新和分化能力的细胞亚群，其具有强大的增殖和再生能力，是肿瘤治疗和预防的主要障碍之一[174]。随着分子生物学和细胞生物学的不断发展，越来越多的分子标志物被发现，对这些分子标志物的研究不仅能够更加深入地了解肿瘤再生细胞的特征和机制，而且有望成为肿瘤治疗和预防的新的靶点。本节将综述近年来关于肿瘤再生细胞新的分子标志物的研究进展，主要包括新的表面标记物、新的内源性分子等方面的研究。

1. 新的表面标记物

表面标记物是肿瘤细胞特有的标志物，因此成为了肿瘤诊断和治疗的重要靶点之一。近年来，研究人员在肿瘤再生细胞的表面标记物方面取得了一系列重要进展。以下将分别从 CD47、CD133、CD90 和 CD271 四个方面介绍肿瘤再生细胞的新的表面标记物。

（1）CD47。

CD47 是一种广泛表达于多种肿瘤细胞上的膜蛋白，与其配体 SIRPα 结合，可以抑制巨噬细胞对肿瘤细胞的吞噬作用。近年来的研究发现，CD47 也广泛表达于肿瘤再生细胞上，与肿瘤再生细胞的自我更新和分化能力密切相关。一些研究还发现，CD47 与其他标志物如 CD133 和 CD44 可以形成共表达的细胞亚群，进一步加强了 CD47 在肿瘤再生细胞中的重要性。同时，CD47 的高表达也与肿瘤的恶性程度、预后和治疗反应密切相关，因此被认为是一个重要的治疗靶点。

（2）CD133。

CD133 是一种广泛表达于多种肿瘤细胞上的膜蛋白，在肿瘤再生细胞中也被广泛应用。研究发现，CD133 阳性细胞具有较强的增殖和再生能力，是肿瘤再生细胞的重要组成部分之一。此外，CD133 还被发现与肿瘤的恶性程度、预后和治疗反应密切相关。研究表明，CD133 的高表达与肿瘤的侵袭性、复发率和预后不良有关。因此，CD133 也被认为是一个重要的治疗靶点。

（3）CD90。

CD90 是一种广泛表达于多种肿瘤细胞上的膜蛋白，被认为是肿瘤干细胞的标志物之一。研究发现，CD90 阳性细胞具有较强的自我更新和分化能

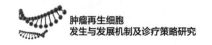
力，并且能够形成肿瘤球体，是肿瘤再生细胞中的重要组成部分之一。此外，CD90 还与肿瘤的侵袭性、预后和治疗反应密切相关。因此，CD90 也被认为是一个重要的治疗靶点。

（4）CD271。

CD271 是一种广泛表达于多种肿瘤细胞上的膜蛋白，被认为是神经嵴干细胞的标志物。最近的研究表明，CD271 也广泛表达于肿瘤再生细胞上，与肿瘤再生细胞的自我更新和分化能力密切相关。研究还发现，CD271 的高表达与肿瘤的侵袭性、预后和治疗反应密切相关。因此，CD271 也被认为是一个重要的治疗靶点。

2. 新的内源性分子

内源性分子是指由肿瘤细胞本身产生的分子。近年来，越来越多的内源性分子被发现，并且被证明在肿瘤再生细胞的增殖、再生和侵袭过程中发挥着重要作用。以下将分别从 Sox2、Nanog、Oct4 和 ALDH1A1 四个方面介绍肿瘤再生细胞的新的内源性分子。

（1）Sox2

Sox2 是一种转录因子，被认为是肿瘤干细胞的标志物之一。最近的研究表明，Sox2 在肿瘤再生细胞中的表达水平较高，与肿瘤再生细胞的自我更新和分化能力密切相关。同时，Sox2 的高表达还与肿瘤的侵袭性、预后和治疗反应密切相关。研究发现，抑制 Sox2 的表达可以抑制肿瘤再生细胞的增殖和侵袭能力，因此，Sox2 也被认为是一个重要的治疗靶点。

（2）Nanog。

Nanog 是一种转录因子，最初被发现在胚胎干细胞中，被认为是维持干细胞状态的关键因子。最近的研究表明，Nanog 在肿瘤再生细胞中也有较高的表达水平，并且能够促进肿瘤再生细胞的增殖和侵袭能力。研究发现，抑制 Nanog 的表达可以抑制肿瘤再生细胞的增殖和侵袭能力，因此，Nanog 也被认为是一个重要的治疗靶点。

（3）Oct4。

Oct4 也是一种转录因子，最初被发现在胚胎干细胞中，被认为是维持干细胞状态的关键因子。最近的研究表明，Oct4 在肿瘤再生细胞中也有较高的表达水平，并且能够促进肿瘤再生细胞的增殖和侵袭能力。研究发现，抑制 Oct4 的表达可以抑制肿瘤再生细胞的增殖和侵袭能力，因此，Oct4 也被认为是一个重要的治疗靶点。

（4）ALDH1A1。

ALDH1A1 是一种醛脱氢酶，被认为是肿瘤干细胞的标志物之一。最近的研究表明，ALDH1A1 在肿瘤再生细胞中的表达水平较高，与肿瘤再生细胞的自我更新和分化能力密切相关。同时，ALDH1A1 的高表达还与肿瘤的侵袭性、预后和治疗反应密切相关。因此，ALDH1A1 也被认为是一个重要的治疗靶点。

总的来说，肿瘤再生细胞的标志物和内源性分子对于肿瘤治疗的研究和发展具有重要意义。它们可以作为治疗靶点，为肿瘤治疗提供新的方向和思路。

4.3.4　肿瘤再生细胞分子标志物可视化在肿瘤治疗中的应用

肿瘤再生细胞分子标志物可视化技术是一种快速、准确地检测和定位肿瘤再生细胞分子标志物的技术，已经在肿瘤治疗中得到了广泛的应用[175]。这项技术的发展，使得我们能够更好地了解肿瘤再生细胞的分子标志物，从而更好地进行肿瘤治疗的个体化、肿瘤再生细胞的筛选和定量等方面。本节将从肿瘤诊断、治疗和预后评估三个方面介绍肿瘤再生细胞分子标志物可视化在肿瘤治疗中的应用。

1. 肿瘤诊断中的应用

肿瘤再生细胞分子标志物可视化技术在肿瘤诊断中的应用，主要是通过检测患者血清或肿瘤组织中的分子标志物水平，来确定患者是否存在肿瘤以及肿瘤的类型和恶性程度。这些分子标志物包括 CD133、CD90、CD271 等标志物，以及其他分子标志物，如 EpCAM、ALDH1A1、Nanog 等。

在肿瘤诊断中，肿瘤再生细胞分子标志物可视化技术的主要优势在于，可以快速、准确地检测肿瘤再生细胞分子标志物的水平，并且能够检测到肿

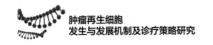
瘤再生细胞分子标志物的表达情况。这项技术不仅可以用于早期肿瘤的筛查和诊断，还可以用于肿瘤的分期和评估治疗效果。

2.肿瘤治疗中的应用

肿瘤再生细胞分子标志物可视化技术在肿瘤治疗中的应用，主要包括以下方面：

1）个体化治疗

肿瘤再生细胞分子标志物可视化技术可以用于个体化肿瘤治疗的制订。通过检测患者血清或肿瘤组织中的分子标志物水平，可以确定患者的肿瘤再生细胞水平，并根据其水平制订个性化的治疗方案。这项技术可以帮助医生更好地确定药物的剂量和种类，从而提高治疗效果和减少药物的副作用。

2）肿瘤再生细胞筛选和定量

肿瘤再生细胞分子标志物可视化技术还可以用于筛选和定量肿瘤再生细胞。通过检测患者血清或肿瘤组织中的分子标志物水平，可以确定患者的肿瘤再生细胞水平，从而筛选出高水平的肿瘤再生细胞并进行定量分析。这项技术可以帮助医生更好地了解肿瘤再生细胞的数量和分布情况，从而制订更加精确的治疗方案。

3）肿瘤药物耐药性评估

肿瘤再生细胞分子标志物可视化技术还可以用于评估肿瘤对药物的耐药性。通过检测患者血清或肿瘤组织中的分子标志物水平，可以确定肿瘤对不同药物的敏感性和耐药性，从而帮助医生制订更加有效的治疗方案，提高治疗效果。

3.肿瘤预后评估中的应用

肿瘤再生细胞分子标志物可视化技术在肿瘤预后评估中的应用，主要是通过检测患者血清或肿瘤组织中的分子标志物水平，来确定患者的预后情况和治疗效果。这些分子标志物包括上述提到的 CD133、CD90、CD271 等标志物，以及其他分子标志物，如 EpCAM、ALDH1A1、Nanog 等。

在肿瘤预后评估中，肿瘤再生细胞分子标志物可视化技术的主要优势在于，可以帮助医生更好地预测患者的预后情况，从而制订更加精确的治疗方案。这项技术可以用于评估治疗前后肿瘤再生细胞的变化，从而判断治疗效果和预测患者的预后情况。肿瘤再生细胞分子标志物可视化技术在肿瘤治疗中的应用十分广泛，可以用于肿瘤的诊断、治疗和预后评估。这项技术的发展，为肿瘤治疗提供了新的手段和思路，可以帮助医生更好地了解肿瘤的发展和治疗反应，从而为患者提供更加个性化的治疗方案和更好的治疗效果。

虽然肿瘤再生细胞分子标志物可视化技术在肿瘤治疗中的应用已经取得了很大的进展，但是这项技术仍然存在一些挑战和限制。首先，该技术需要高灵敏度的仪器和特定的试剂，成本较高。其次，该技术仍需要更多的临床试验和验证，以确定其在不同肿瘤类型和阶段的应用效果。此外，由于肿瘤再生细胞的异质性，不同肿瘤类型和亚型中可能存在不同的分子标志物，因此需要进一步研究不同肿瘤类型和亚型的分子标志物。

总之，肿瘤再生细胞分子标志物可视化技术是一项非常有前景的技术，在肿瘤治疗中的应用前景广阔。通过不断地研究和发展，相信这项技术将会为肿瘤治疗提供更多的手段和思路，为肿瘤患者带来更好的治疗效果和生存质量。

4.4 肿瘤再生细胞发生和发展的临界状态及早期预警研究

4.4.1 肿瘤再生细胞发生和发展的临界状态

肿瘤再生细胞（Tumor-Initiating Cells，TRCs）是肿瘤组织中一小部分细胞，具有高度自我更新能力和细胞增殖能力，能够发起肿瘤形成和发展。在肿瘤的发生和发展过程中，肿瘤再生细胞发生和发展的临界状态是非常重要的[178]。这些状态包括细胞突变、启动肿瘤发生的信号途径和过程等，下面将对其进行详细介绍。

1. 细胞突变

肿瘤再生细胞的发生和发展通常与细胞突变有关。细胞突变指的是细胞DNA 序列中的变异。细胞突变可以分为两种类型：基因突变和染色体异常。

基因突变通常会导致蛋白质功能的改变，进而影响细胞的生长、分化和凋亡等生命活动；染色体异常则可能导致基因的错位、失活或增强，从而影响肿瘤细胞的增殖、转移和脱落等特性[179]。

细胞突变是肿瘤再生细胞发生和发展的第一个关键状态。这些突变可能是由于环境因素、遗传因素或其他不明因素引起的。例如，紫外线、化学物质、病毒感染等环境因素可以引起基因突变，从而导致肿瘤的发生和发展。此外，肿瘤再生细胞还可能具有一些遗传上的突变，如失活基因、活化致癌基因等。

2.启动肿瘤发生的信号途径和过程

在肿瘤再生细胞的发生和发展过程中，启动肿瘤发生的信号途径和过程也是非常重要的。这些信号途径和过程包括细胞增殖、凋亡、分化、侵袭和转移等多个方面。

1）细胞增殖

细胞增殖是肿瘤再生细胞发生和发展的关键过程之一。细胞增殖通常由一系列信号途径调控，如 Wnt、Notch、PI3K/Akt 和 Ras/Raf 等信号途径。这些信号途径可以促进肿瘤再生细胞的增殖和生存，从而加速肿瘤的发展。

2）细胞凋亡

凋亡是一种自我调节的细胞死亡过程，可以清除受损或异常细胞，维持组织的稳态。在肿瘤再生细胞发生和发展过程中，凋亡的抑制是一个重要的机制。肿瘤再生细胞可能通过调节凋亡途径来增加其生存能力和抗治疗能力。例如，肿瘤再生细胞可能通过上调 Bcl-2、Bcl-xL 等凋亡抑制基因的表达，降低细胞凋亡的程度，从而增加其生存能力。

3）分化

肿瘤再生细胞的分化能力通常是失调的。分化是指一个细胞从一种类型发展成为另一种类型的过程。在正常情况下，细胞分化受到严格的调控，而肿瘤再生细胞的分化能力常常失调。肿瘤再生细胞分化能力的失调，可能导致不同类型的细胞混合在一起，形成肿瘤组织的异质性，这可能影响肿瘤的发展和治疗。

4）侵袭和转移

肿瘤再生细胞的侵袭和转移能力是肿瘤发展的另一个关键过程。侵袭是指肿瘤细胞穿过周围组织和血管壁，并入侵到其他组织的过程。转移是指肿瘤细胞从原发灶转移到其他部位的过程。这些过程通常受到多种因素的调控，如细胞外基质、细胞 - 细胞相互作用和细胞信号途径等。肿瘤再生细胞的侵袭和转移能力通常与其表型、分子和遗传特征密切相关。

3. 肿瘤微环境

除了细胞内的状态外，肿瘤再生细胞的发生和发展还受到其所处的肿瘤微环境的影响。肿瘤微环境是指肿瘤细胞周围的细胞、基质和血管等因素的综合作用。肿瘤微环境可以影响肿瘤细胞的增殖、分化、侵袭和转移等特性，从而影响肿瘤的发展和治疗效果。肿瘤微环境包括多种因素，如免疫细胞、血管生成、细胞外基质、细胞信号途径等。这些因素可以相互作用，形成一个复杂的网络，影响肿瘤细胞的生长和转化。免疫细胞，如巨噬细胞和 T 淋巴细胞等，在肿瘤微环境中发挥着重要作用。这些免疫细胞可以清除异常细胞，从而抑制肿瘤的发展。然而，肿瘤细胞也可以通过减少 T 细胞的免疫反应或者招募免疫抑制细胞，逃避免疫反应，从而可以逃脱免疫系统的攻击。

血管生成也是肿瘤微环境中的一个重要因素。肿瘤细胞需要血管供应来获得氧和营养物质。在肿瘤微环境中，血管生成因子可以被释放，从而诱导新的血管形成，供应肿瘤细胞所需的营养和氧气。血管生成因子的过度表达会导致血管异常增生，形成不规则的血管，这些血管为肿瘤细胞提供了一个优秀的生长环境。

细胞外基质也是肿瘤微环境中的一个重要组成部分。细胞外基质是一种由胶原蛋白、弹性蛋白和其他蛋白质组成的复杂网络，它可以调节细胞的生长、分化和迁移。肿瘤细胞可以改变细胞外基质的构造和功能，从而促进肿瘤细胞的侵袭和转移。

细胞信号途径也是肿瘤微环境中的一个重要因素。多个信号途径在肿瘤细胞中可以被激活，包括 RAS/MAPK、PI3K/AKT、Wnt/β-catenin、Notch

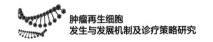

等信号途径。这些信号途径可以调节肿瘤细胞的增殖、分化和生存，从而影响肿瘤的发展。

总之，肿瘤微环境是一个复杂的网络，包括多种因素的相互作用。了解肿瘤微环境的组成和作用，可以为肿瘤的治疗提供新的思路和策略。

4.4.2 肿瘤再生细胞早期预警研究

肿瘤再生细胞的早期诊断和治疗一直是肿瘤学领域的一个难题，因为肿瘤再生细胞在早期往往难以检测到，并且容易耐药。近年来，随着单细胞测序、肿瘤微环境的分析、活细胞成像等技术手段的发展，肿瘤再生细胞早期预警的研究逐渐受到关注。本节将介绍肿瘤再生细胞早期预警的研究现状和方法，并探讨这些技术在肿瘤再生细胞早期诊断和治疗中的应用前景。

1. 单细胞测序

单细胞测序是一种能够对单个细胞进行基因组、转录组和表观基因组等多方面分析的技术。它可以用于分析肿瘤再生细胞在不同发育阶段的表达特征、基因突变和表观遗传学改变等信息。这些信息有助于深入理解肿瘤再生细胞的生物学特性，并为早期诊断和治疗提供重要参考。例如，单细胞测序可以识别肿瘤细胞中存在的基因突变和拷贝数变异，并确定不同亚群体的表达特征。这些信息可以用于开发更加精准的肿瘤诊断和治疗策略。

2. 肿瘤微环境的分析

肿瘤微环境是指与肿瘤细胞相邻接的细胞、基质和血管等因素的综合作用。它对肿瘤细胞的生长、分化、侵袭和转移等特性有着重要的影响。因此，对肿瘤微环境的分析对于肿瘤再生细胞早期预警具有重要意义。现有的肿瘤微环境分析方法包括免疫组织化学、多色荧光原位杂交和单细胞 RNA 测序等。这些方法可以用于检测肿瘤微环境中不同细胞类型的存在和数量变化，以及不同细胞类型之间的相互作用。例如，免疫组织化学可以用于检测肿瘤微环境中免疫细胞的类型和数量变化，以及它们对肿瘤细胞的作用。这些信息有助于深入理解肿瘤再生细胞与其周围环境的关系，并为早期诊断和治疗提供重要参考。

3. 活细胞成像

活细胞成像是一种能够实时观察细胞活动的技术手段。它可以用于研究肿瘤再生细胞的增殖、分化、转移和药物反应等过程。现有的活细胞成像方法包括荧光显微镜、双光子显微镜和单细胞电生理技术等。这些方法可以用于观察肿瘤细胞中的分子信号、细胞动力学和电生理特性等信息，从而深入了解肿瘤再生细胞的生物学特性。例如，荧光显微镜可以用于观察肿瘤细胞中的蛋白质表达、细胞周期和凋亡等过程，从而揭示肿瘤细胞的生长和死亡机制。双光子显微镜可以用于观察肿瘤细胞的形态学和结构学特征，从而更加准确地识别肿瘤再生细胞。

4. 应用前景

肿瘤再生细胞早期预警的研究已经取得了一些重要进展，但仍面临一些挑战。其中最大的挑战之一是如何准确地检测和识别肿瘤再生细胞，因为它们在数量上很少且形态多变。另外，如何利用肿瘤再生细胞早期预警技术进行有效的治疗也是一个难题。因此，未来的研究需要进一步探索肿瘤再生细胞的生物学特性和肿瘤微环境对其的影响，并寻找更加精准的检测和治疗策略。

总之，单细胞测序、肿瘤微环境的分析和活细胞成像等技术手段在肿瘤再生细胞早期预警研究中发挥着重要的作用。这些技术可以用于深入了解肿瘤再生细胞的生物学特性，并为早期诊断和治疗提供重要参考。未来的研究将集中在进一步提高肿瘤再生细胞检测的灵敏度和准确性，并发展更加有效的治疗策略。例如，一些新型的免疫治疗手段，如 CAR-T 细胞疗法和 PD-1/PD-L1 抑制剂，已经在临床上显示出对某些肿瘤再生细胞有很好的治疗效果。此外，通过组合使用多种技术手段，如单细胞测序和肿瘤微环境分析，可以更加准确地识别和定位肿瘤再生细胞，为个性化治疗提供更加精准的基础。

不管怎么说，肿瘤再生细胞的早期诊断和治疗是肿瘤学领域的一大挑战，但新技术手段的不断发展为其提供了新的解决方案。未来，通过不断地深入

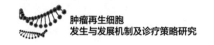
研究肿瘤再生细胞的生物学特性和肿瘤微环境的影响，我们有望开发出更加精准的检测和治疗策略，为肿瘤患者带来更好的治疗效果。

4.4.3 肿瘤再生细胞的治疗策略

肿瘤再生细胞是一种具有高度再生能力和自我更新能力的细胞，在肿瘤发生和发展过程中具有至关重要的作用。针对肿瘤再生细胞的治疗策略，成为了肿瘤治疗领域的热点研究方向。本节将介绍针对肿瘤再生细胞的特异性治疗策略、靶向肿瘤再生细胞信号途径的药物等。

1. 针对肿瘤再生细胞的特异性治疗策略

1）干细胞移植治疗

干细胞移植是一种通过移植干细胞替代体内受损细胞的治疗方法，可用于治疗某些恶性肿瘤。近年来研究发现，干细胞在肿瘤再生中起着关键的作用，干细胞的异常增殖和分化不仅导致肿瘤的形成和发展，还是肿瘤再生细胞的来源。因此，干细胞移植可以通过替代肿瘤再生细胞，有效地抑制肿瘤的发展。

2）免疫治疗

肿瘤再生细胞具有较强的免疫逃逸能力，能够逃避免疫系统的攻击。因此，免疫治疗成为了针对肿瘤再生细胞的一种有效手段。免疫治疗可通过增强患者自身免疫系统的攻击能力，抑制肿瘤再生细胞的生长和扩散。

3）RNA 干扰治疗

RNA 干扰技术可通过靶向 RNA 分子抑制肿瘤再生细胞的基因表达，从而抑制肿瘤再生细胞的生长和扩散。近年来，越来越多的研究表明，RNA 干扰技术在肿瘤再生细胞治疗中具有广泛的应用前景。

2. 靶向肿瘤再生细胞信号途径的药物

1）Wnt 信号通路靶向药物

Wnt 信号通路是肿瘤再生细胞生长和分化的关键信号途径，因此，针对 Wnt 信号通路的药物成为了针对肿瘤再生细胞的一种重要策略。目前已经开发出多种靶向 Wnt 信号通路的药物，如 VanTRCstumab 和 OMP-54F28 等。（VanTRCstumab 是一种单克隆抗体，能够抑制 Wnt 信号通路的活性。研究发现，VanTRCstumab 可以减少肿瘤再生细胞的数量，抑制肿瘤的生长和扩散，并提高化疗和放疗的疗效。OMP-54F28 是一种新型的 Wnt 信号通路抑制剂，能够抑制 Wnt 信号通路的活性，并通过抑制肿瘤再生细胞的自我更新能力来抑制肿瘤的生长和扩散。研究表明，OMP-54F28 可以增加化疗药物对肿瘤再生细胞的敏感性，并提高肿瘤治疗的疗效。）

2）Notch 信号通路靶向药物

Notch 信号通路是另一个在肿瘤再生细胞生长和分化中起关键作用的信号途径。因此，针对 Notch 信号通路的药物也成为了针对肿瘤再生细胞的一种重要策略。目前已经开发出多种靶向 Notch 信号通路的药物，如 GSI-34 和 MK-0752 等。（GSI-34 是一种 Notch 信号通路抑制剂，能够抑制肿瘤再生细胞的增殖和分化，并增加肿瘤细胞对化疗药物的敏感性。研究发现，GSI-34 可以显著抑制肿瘤的生长和扩散，并提高化疗的疗效。MK-0752 是另一种 Notch 信号通路抑制剂，能够通过抑制 Notch 信号通路的活性来抑制肿瘤再生细胞的生长和扩散。研究表明，MK-0752 可以增加化疗药物对肿瘤再生细胞的敏感性，并提高肿瘤治疗的疗效。）

3）Hedgehog 信号通路靶向药物

Hedgehog 信号通路在胚胎发育和组织再生中起重要作用，但在肿瘤再生中也发挥着重要的作用。肿瘤再生细胞中 Hedgehog 信号通路的异常活化，与肿瘤的生长、转移和治疗耐药性有关。因此，针对 Hedgehog 信号通路的靶向药物成为了治疗肿瘤的新方法之一。目前已经开发出多种靶向 Hedgehog 信号通路的药物，如 Vismodegib、Sonidegib 等。

4）PI3K/Akt/mTOR 信号通路靶向药物

PI3K/Akt/mTOR 信号通路在肿瘤再生中具有重要的作用，对肿瘤细胞的生长、增殖和细胞凋亡等方面都有影响。因此，针对 PI3K/Akt/mTOR 信号通路的靶向药物成为了治疗肿瘤的新方法之一。目前已经开发出多种靶向 PI3K/Akt/mTOR 信号通路的药物，如 Everolimus、Temsirolimus 等。

总结起来，针对肿瘤再生细胞的治疗策略包括干细胞移植治疗、免疫治

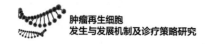
疗和 RNA 干扰治疗等；针对肿瘤再生细胞信号途径的药物包括 Wnt 信号通路靶向药物、Hedgehog 信号通路靶向药物、PI3K/Akt/mTOR 信号通路靶向药物和 Notch 信号通路靶向药物等。这些治疗策略和药物为肿瘤再生细胞的治疗提供了新的思路和方法，有望成为未来肿瘤治疗的重要手段。

4.4.4　未来展望

肿瘤再生细胞早期预警是肿瘤诊断和治疗领域的重要研究方向，它可以在肿瘤形成的早期发现肿瘤细胞并进行有效的治疗，从而提高肿瘤治疗的成功率和生存率。未来，随着科技的不断进步和新技术的不断涌现，肿瘤再生细胞早期预警的研究将会取得更加重要的进展。

1. 发展方向和趋势

1）单细胞技术的应用

随着单细胞技术的不断发展，对肿瘤再生细胞的检测和识别已经取得了重要进展。未来，随着单细胞技术的进一步成熟和应用，将有更多的研究集中在单细胞水平上，通过对单个肿瘤细胞的基因组、转录组和蛋白质组的分析，揭示肿瘤再生细胞的特征和功能，并为肿瘤的早期诊断和治疗提供更加精准的策略。

2）多学科交叉应用

肿瘤再生细胞早期预警需要多学科的交叉应用，包括生物学、医学、化学、物理学等多个领域。未来，这些学科的交叉应用将进一步加强，形成更加完整的肿瘤再生细胞早期预警体系，从而提高肿瘤治疗的成功率。

3）智能医疗和人工智能技术

智能医疗和人工智能技术的发展，将会在肿瘤再生细胞早期预警方面发挥重要作用。通过机器学习和深度学习等人工智能技术，可以对肿瘤再生细胞的图像数据、基因数据和临床数据等信息进行综合分析，提高肿瘤早期诊断和治疗的准确性和效率。

2. 面临的挑战和问题

1）数据分析和解读问题

随着数据量的不断增大，数据分析和解读将成为肿瘤再生细胞早期预警领域的重要挑战。如何从海量的数据中提取有用的信息，快速准确地做出诊断和治疗决策，是需要解决的问题之一。因此，需要开发更加高效的数据处理和解读算法，并且将人工智能技术与临床医学相结合，形成更加完整的肿瘤再生细胞早期预警体系。

2）标准化和规范化问题

肿瘤再生细胞早期预警的研究需要建立一套标准化和规范化的操作流程和指南，以保证数据的质量和可比性。需要建立统一的数据收集和处理标准，避免由于实验操作不一致而导致的误差和偏差，同时也需要制定一套统一的数据报告标准，以便不同实验室之间的数据共享和比较。

3）技术限制问题

尽管目前已经有很多技术被应用于肿瘤再生细胞早期预警的研究中，但这些技术仍然存在一些限制。例如，某些技术可能会受到肿瘤样本数量和质量的限制，还有一些技术在分析效率、灵敏度和特异性方面存在一定的局限性。因此，需要不断推动技术的改进和优化，以提高肿瘤再生细胞早期预警的检测和诊断能力。

4）伦理和法律问题

肿瘤再生细胞早期预警的研究需要收集和使用大量的肿瘤样本和临床数据，因此可能涉及一些伦理和法律问题。例如，如何确保患者的隐私权和知情同意权得到充分保障，如何防止肿瘤样本的滥用和泄露等问题都需要考虑。因此，在推进肿瘤再生细胞早期预警研究的同时，也需要制定一些伦理和法律规范，确保研究的合法性和公正性。

总之，肿瘤再生细胞早期预警是肿瘤诊断和治疗领域的重要研究方向，随着科技的不断进步和新技术的不断涌现，肿瘤再生细胞早期预警的研究将会取得更加重要的进展。同时，我们也需要面对挑战和问题，开展相关研究，并制定合理的标准和规范，以确保肿瘤再生细胞早期预警的研究和应用能够更好地造福人类健康。

参考文献

[1] DICK J E. Stem cell concepts renew cancer research[J]. Blood, 2008, 112(13): 4793-4807.

[2] VRIES R G J, HUCH M, CLEVERS H. Stem cells and cancer of the stomach and intestine[J]. Mol Oncol, Oct, 2010, 4(5): 373-384.

[3] LAPIDOT T, SIRARD C, VORMOOR J, et al. A cell initiating human acute myeloid leukaemia after transplantation into SCID mice[J]. Nature, 1994, 367(6464): 645-648.

[4] Al-Hajj, M, Wicha, M. S, Benito-Hernandez, A, et al. Prospective identification of tumorigenic breast cancer cells. P Natl Acad Sci USA, Apr 1, 2003, 100(7): 3983-3988.

[5] SINGH S K, CLARKE I D, TERASAKI M, et al. Identification of a cancer stem cell in human brain tumors. Cancer research, Sep 15, 2003, 63(18): 5821-5828.

[6] FANG D, NGUYEN T K, LEISHEAR K, et al. A tumorigenic subpopulation with stem cell properties in melanomas. Cancer research, Oct 15, 2005, 65(20): 9328-9337.

[7] TIRINO V, CAMERLINGO R, FRANCO R, et al. The role of CD13. in the identification and characterisation of tumour-initiating cells in non-small-cell lung cancer. European journal of cardio-thoracic surgery: official journal of the European Association for Cardio-thoracic Surgery, Sep, 2009, 36(3): 446-453.

[8] COLLINS A T, BERRY P A, HYDE C, et al. Prospective identification of tumorigenic prostate cancer stem cells. Cancer research, Dec 1, 2005, 65(23): 10946-51.

[9] BAPAT S A, MALI A M, KOPPIKAR C B, et al. Stem and progenitor-like cells contribute to the aggressive behavior of human epithelial ovarian cancer. Cancer research, Apr 15, 2005, 65(8): 3025-3029.

[10] TAKAISHI S, OKUMURA T, TU S P, et al. Identification of Gastric Cancer Stem Cells Using the Cell Surface Marker CD44. Stem Cells, 2009, 27(5): 1006-1020.

[11] ERAMO A, LOTTI F, SETTE G, et al. Identification and expansion of the tumorigenic lung cancer stem cell population. Cell Death Differ, Mar, 2008, 15(3): 504-514.

[12] HAHN W C, WEINBERG R A. Modelling the molecular circuitry of cancer. Nat Rev Cancer, May, 2002, 2(5): 331-341.

[13] ZHANG T, OTEVREL T, GAO Z Q, et al. Evidence that APC regulates survivin expression: A possible mechanism contributing to the stem cell origin of colon cancer. Cancer research, Dec 15, 2001, 61(24): 8664-8667.

[14] CHAKHPARONIAN M, WELLINGER R J. Telomere maintenance and DNA replication: how closely are these two connected?Trends Genet, Aug, 2003, 19(8): 439-446.

[15] CAIRNS J. Somatic stem cells and the kinetics of mutagenesis and carcinogenesis. Proc Natl Acad Sci U S A, Aug 6, 2002, 99(16): 10567-70.

[16] SHININ V, GAYRAUD-Morel B, GOMES D, et al. Asymmetric division and cosegregation of template DNA strands in adult muscle satellite cells. Nature cell biology, Jul, 2006, 8(7): 677-87.

[17] ARTANDI S E, CHANG S, LEE S L, et al. Telomere dysfunction promotes non-reciprocal translocations and epithelial cancers in mice. Nature, Aug 10, 2000, 406(6796): 641-5.

[18] PEIFER M, POLAKIS P. Cancer-Wnt signaling in oncogenesis and embryogenesis - a look outside the nucleus. Science, Mar 3, 2000,

287(5458): 1606-1609.

[19] PARK I K, QIAN D L, KIEL M, et al. Bmi-1 is required for maintenance of adult self-renewing haematopoietic stem cells. Nature, May 15, 2003, 423(6937): 302-305.

[20] BARON M. An overview of the Notch signalling pathway. Semin Cell Dev Biol, Apr, 2003, 14(2): 113-119.

[21] WECHSLER-REYA R, SCOTT M P. The developmental biology of brain tumors. Annu Rev Neurosci, 2001, 2. 385-428.

[22] NOZOE T, TAKAHASHI I, BABA H, et al. Relationship between intracellular localization of p34(cdc2)protein and differentiation of esophageal squamous cell carcinoma. J Cancer Res Clin, Mar, 2005, 131(3): 179-183.

[23] KORNBLUM H I, HUSSAIN R, WIESEN J, et al. Abnormal astrocyte development and neuronal death in mice lacking the epidermal growth factor receptor. J Neurosci Res, Sep 15, 1998, 53(6): 697-717.

[24] KIGER A A, JONES D L, SCHULZ C, et al. Stem cell self-renewal specified by JAK-STAT activation in response to a support cell cue. Science, Dec 21, 2001, 294(5551): 2542-2545.

[25] TULINA N, MATUNIS E. Control of stem cell self-renewal in Drosophila spermatogenesis by JAK-STAT signaling. Science, Dec 21, 2001, 294(5551): 2546-2549.

[26] MORRISON S J, KIMBLE J. Asymmetric and symmetric stem-cell divisions in development and cancer. Nature, Jun 28, 2006, 441(7097): 1068-1074.

[27] CALVI L M, ADAMS G B, WEIBRECHT K W, et al. Osteoblastic cells regulate the haematopoietic stem cell niche. Nature, Oct 23, 2003, 425(6960): 841-846.

[28] ZHANG J W, NIU C, YE L, et al. Identification of the haematopoietic

stem cell niche and control of the niche size. Nature, Oct 23, 2003, 425(6960): 836-841.

[29] HEISSIG B, HATTORI K, DIAS S, et al. Recruitment of stem and progenitor cells from the bone marrow niche requires MMP-9 mediated release of Kit-ligand. Cell, May 31, 2002, 109(5): 625-637.

[30] ADAMS G B, CHABNER K T, ALLEY I R, et al. Stem cell engraftment at the endosteal niche is specified by the calcium-sensing receptor. Nature, Feb 2, 2006, 439(7076): 599-603.

[31] RAJARAMAN R, RAJARAMAN M M, RAJARAMAN S R, et al. Neosis - a paradigm of self-renewal in cancer. Cell Biol Int, Dec, 2005, 29(12): 1084-1097.

[32] BJERKVIG R, TYSNES B B, ABOODY K S, et al. The origin of the cancer stem cell: Current controversies and new insights(vol 5. pg 899. 2005). Nat Rev Cancer, Dec, 2005, 5(12): 996-996.

[33] ARACTINGI S, KANITAKIS J, EUVRARD S, et al. Skin carcinoma arising from donor cells in a kidney transplant recipient. Cancer research, Mar 1, 2005, 65(5): 1755-1760.

[34] MA L, WEINBERG R. A. Micromanagers of malignancy: role of microRNAs in regulating metastasis. Trends Genet, Sep, 2008, 24(9): 448-456.

[35] COSTELLO R T, MALLET F, GAUGLER B, et al. Human acute myeloid leukemia CD34(+)/CD38(-)progenitor cells have decreased sensitivity to chemotherapy and fas-induced apoptosis, reduced immunogenicity, and impaired dendritic cell transformation capacities. Cancer research, Aug 15, 2000, 60(16): 4403-4411.

[36] JOYCE J A, POLLARD J W. Microenvironmental regulation of metastasis. Nat Rev Cancer, Apr, 2009, 9(4): 239-252.

[37] VEERAVAGU A, BABABEYGY S R, KALANI M Y S, et al. The Cancer Stem Cell-Vascular Niche Complex in Brain Tumor Formation. Stem Cells

Dev, Oct, 2008, 17(5): 859-867.

[38] PARNEY I F, WALDRON J S, PARSA A T. Flow cytometry and in vitro analysis of human glioma-associated macrophages. J Neurosurg, Mar, 2009, 110(3): 572-582.

[39] KENNEDY B C, MAIER L M, D'AMICO R, et al. Dynamics of central and peripheral immunomodulation in a murine glioma model. Bmc Immunol, Feb 18, 2009, 10.

[40] FISCHER H G, REICHMANN G. Brain dendritic cells and macrophages/microglia in central nervous system inflammation. J Immunol, Feb 15, 2001, 166(4): 2717-2726.

[41] DE VLEESCHOUWER S, LOPES I S, CEUPPENS J L, et al. Persistent IL-1. production is required for glioma growth suppressive activity by Th1-directed effector cells after stimulation with tumor lysate-loaded dendritic cells. J Neuro-Oncol, Sep, 2007, 84(2): 131-140.

[42] CURTIN J F, LIU N Y, CANDOLFI M, et al. HMGB1 Mediates Endogenous TLR2 Activation and Brain Tumor Regression. Plos Med, Jan, 2009, 6(1): 83-104.

[43] OLSON J K, MILLER S D. Microglia initiate central nervous system innate and adaptive immune responses through multiple TLRs. J Immunol, Sep 15, 2004, 173(6): 3916-3924.

[44] HOA N, GE L S, KUZNETSOV Y, et al. Glioma Cells Display Complex Cell Surface Topographies That Resist the Actions of Cytolytic Effector Lymphocytes. J Immunol, Oct 15, 2010, 185(8): 4793-4803.

[45] ZHANG J G, EGUCHI J, KRUSE C A, et al. Antigenic profiling of glioma cells to generate allogeneic vaccines or dendritic cell-based therapeutics. Clin Cancer Res, Jan 15, 2007, 13(2): 566-575.

[46] SCHMITZ M, TEMME A, SENNER V, et al. Identification of SOX2 as

a novel glioma-associated antigen and potential target for T cell-based immunotherapy(vol 96. pg 1293, 2007). Brit J Cancer, Jun 18, 2007, 96(12): 1928-1928.

[47] SAIKALI S, AVRIL T, COLLET B, et al. Expression of nine tumour antigens in a series of human glioblastoma multiforme: interest of EGFRvIII, IL-13. alpha 2. gp10. and TRP-2 for immunotherapy. J Neuro-Oncol, Jan, 2007, 81(2): 139-148.

[48] ANDERSON R C E, ANDERSON D E, ELDER J B, et al. Lack of B7 expression, not human leukocyte antigen expression, facilitates immune evasion by human malignant gliomas. Neurosurgery, Jun, 2007, 60(6): 1129-1136.

[49] WINTTERLE S, SCHREINER B, MITSDOERFFER M, et al. Expression of the B7-related molecule B7-H1 by glioma cells: A potential mechanism of immune paralysis. Cancer research, Nov 1, 2003, 63(21): 7462-7467.

[50] WILMOTTE R, BURKHARDT K, KINDLER V, et al. B7-homolog 1 expression by human glioma: a new mechanism of immune evasion. Neuroreport, Jul 13, 2005, 16(10): 1081-5.

[51] YAO Y, TAO R, Wang X M, et al. B7-H1 is correlated with malignancy-grade gliomas but is not expressed exclusively on tumor stem-like cells. Neuro-Oncology, Dec, 2009, 11(6): 757-766.

[52] DONG H D, STROME S E, SALOMAO D R, et al. Tumor-associated B7-H1 promotes T-cell apoptosis: A potential mechanism of immune evasion(vol 8. pg 793. 2002). Nat Med, Sep, 2002, 8(9).

[53] HAN S J, AHN B J, WALDRON J S, et al. Gamma interferon-mediated superinduction of B7-H1 in PTEN-deficient glioblastoma: a paradoxical mechanism of immune evasion. Neuroreport, Dec 9, 2009, 20(18): 1597-1602.

[54] WEI J, DEANGULO G, SUN W, et al. Topotecan enhances immune clearance of gliomas. Cancer Immunol Immun, Feb, 2009, 58(2): 259-270.

[55] ROSENBERG S A, YANG J C, RESTIFO N P. Cancer immunotherapy: moving beyond current vaccines. Nat Med, Sep, 2004, 10(9): 909-915.

[56] ROTH P, JUNKER M, TRITSCHLER I, ET AL. GDF-1. Contributes to Proliferation and Immune Escape of Malignant Gliomas. Clin Cancer Res, Aug 1, 2010, 16(15): 3851-3859.

[57] HUANG J Y, CHENG Y J, LIN Y P, ET AL. Extracellular Matrix of Glioblastoma Inhibits Polarization and Transmigration of T Cells: The Role of Tenascin-C in Immune Suppression. J Immunol, Aug 1, 2010, 185(3): 1450-1459.

[58] Mimura K, Kono K, Takahashi A, et al. Vascular endothelial growth factor inhibits the function of human mature dendritic cells mediated by VEGF receptor-2. Cancer Immunol Immun, Jun, 2007, 56(6): 761-770.

[59] VILLENEUVE J, TREMBLAY P. VALLIERES L. Tumor necrosis factor reduces brain tumor growth by enhancing macrophage recruitment and microcyst formation. Cancer research, May 1, 2005, 65(9): 3928-3936.

[60] NAGAI T, TANAKA M, TSUNEYOSHI Y, et al. Targeting tumor-associated macrophages in an experimental glioma model with a recombinant immunotoxin to folate receptor beta. Cancer Immunol Immun, Oct, 2009, 58(10): 1577-1586.

[61] POLLARD J W. Tumour-educated macrophages promote tumour progression and metastasis. Nat Rev Cancer, Jan, 2004, 4(1): 71-78.

[62] HAO C H, PARNEY I F, ROA W H, et al. Cytokine and cytokine receptor mRNA expression in human glioblastomas: evidence of Th1. Th2 and Th3 cytokine dysregulation. Acta Neuropathol, Feb, 2002, 103(2): 171-178.

[63] THANG N N. T, Derouazi M, Philippin G, et al. Immune Infiltration of Spontaneous Mouse Astrocytomas Is Dominated by Immunosuppressive Cells from Early Stages of Tumor Development. Cancer research, Jun 15,

2010, 70(12): 4829-4839.

[64] ZISAKIS A, PIPERI C, THEMISTOCLEOUS M S, et al. Comparative analysis of peripheral and localised cytokine secretion in glioblastoma patients. Cytokine, Aug, 2007, 39(2): 99-105.

[65] AVRIL T, SAIKALI S, VAULEON E, et al. Distinct effects of human glioblastoma immunoregulatory molecules programmed cell death ligand-1(PDL-1)and indoleamine 2. 3-dioxygenase(IDO)on tumour-specific T cell functions. J Neuroimmunol, Aug 25, 2010, 225(1-2): 22-33.

[66] FAINARU O, ALMOG N, YUNG C W, et al. Tumor growth and angiogenesis are dependent on the presence of immature dendritic cells. Faseb J, May, 2010, 24(5): 1411-1418.

[67] JANSEN T, TYLER B, MANKOWSKI J L, et al. FasL gene knock-down therapy enhances the antiglioma immune response. Neuro-Oncology, May, 2010, 12(5): 482-489.

[68] HUSSAIN S F, YANG D, SUKI D, et al. The role of human glioma-infiltrating microglia/macrophages in mediating antitumor immune responses. Neuro-Oncology, Jul, 2006, 8(3): 261-279.

[69] GRAUER O M, NIERKENS S, BENNINK E, et al. CD4+FoxP3+regulatory T cells gradually accumulate in gliomas during tumor growth and efficiently suppress antiglioma immune responses in vivo. Int J Cancer, Jul 1, 2007, 121(1): 95-105.

[70] SONG J, CHANG I, CHEN Z, et al. Characterization of Side Populations in HNSCC: Highly Invasive, Chemoresistant and Abnormal Wnt Signaling. Plos One, Jul 6, 2010, 5(7).

[71] FUKUDA K, SAIKAWA Y, OHASHI M, et al. Tumor initiating potential of side population cells in human gastric cancer. Int J Oncol, May, 2009, 34(5): 1201-1207.

[72] PONTI D, COSTA A, ZAFFARONI N, et al. Isolation and in vitro propagation of tumorigenic breast cancer cells with stem/progenitor cell properties. Cancer research, Jul 1, 2005, 65(13): 5506-11.

[73] YU S C, PING Y F, YI L, et al. Isolation and characterization of cancer stem cells from a human glioblastoma cell line U87. Cancer letters, Jun 28, 2008, 265(1): 124-34.

[74] MA I, ALLAN A L. The role of human aldehyde dehydrogenase in normal and cancer stem cells. Stem cell reviews, Jun, 2011, 7(2): 292-306.

[75] CHARAFE-JAUFFRET E, GINESTIER C, IOVINO F, et al. Breast cancer cell lines contain functional cancer stem cells with metastatic capacity and a distinct molecular signature. Cancer research, Feb 15, 2009, 69(4): 1302-13.

[76] DEAN M, FOJO T, BATES S TUMOUR STEM CELLS AND DRUG RESISTANCE. Nat Rev Cancer, Apr, 2005, 5(4): 275-284.

[77] SINGH A, SETTLEMAN J. EMT, Cancer stem cells and drug resistance: an emerging axis of evil in the war on cancer. Oncogene, Aug, 2010, 29(34): 4741-4751.

[78] HU X W, GHISOLFI L, KEATES A C, et al. Induction of cancer cell stemness by chemotherapy. Cell Cycle, Jul 15, 2012, 11(14): 2691-2698.

[79] BHASKARA V K, MOHANAM I, RAO J S, et al. Intermittent Hypoxia Regulates Stem-like Characteristics and Differentiation of Neuroblastoma Cells. Plos One, Feb 17, 2012, 7(2).

[80] RADISKY D C. Epithelial-mesenchymal transition. J Cell Sci, Oct 1, 2005, 118(19): 4325-4326.

[81] SANTISTEBAN M, REIMAN J M, ASIEDU N K, et al. Immune-Induced Epithelial to Mesenchymal Transition In vivo Generates Breast Cancer Stem Cells. Cancer research, Apr 1, 2009, 69(7): 2887-2895.

[82] YE J, WU D, SHEN J W, et al. Enrichment of colorectal cancer stem cells

through epithelial-mesenchymal transition via CDH1 knockdown. Mol Med Rep, Sep, 2012, 6(3): 507-512.

[83] LI J, ZHOU B P. Activation of beta-catenin and Akt pathways by Twist are critical for the maintenance of EMT associated cancer stem cell-like characters. BMC cancer, 2011, 1. 49.

[84] MAGEE J A, PISKOUNOVA E, MORRISON S J. Cancer stem cells: impact, heterogeneity, and uncertainty. Cancer Cell, Mar 20, 2012, 21(3): 283-96.

[85] QUINTANA E, SHACKLETON M, SABEL M S, et al. Efficient tumour formation by single human melanoma cells. Nature, Dec 4, 2008, 456(7222): 593-U33.

[86] QUINTANA E, SHACKLETON M, FOSTER H R, et al. Phenotypic Heterogeneity among Tumorigenic Melanoma Cells from Patients that Is Reversible and Not Hierarchically Organized. Cancer Cell, Nov 16, 2010, 18(5): 510-523.

[87] DIETER S M, BALL C R, HOFFMANN C M, et al. Distinct Types of Tumor-Initiating Cells Form Human Colon Cancer Tumors and Metastases. Cell Stem Cell, Oct 7, 2011, 9(4): 357-365.

[88] TAN Y, TAJIK A, CHEN J, et al. Matrix softness regulates plasticity of tumour-repopulating cells via H3K9 demethylation and Sox2 expression. Nature Communications, 2014, 5. 4619.

[89] CHEN J, ZHOU W, JIA Q, et al. Efficient extravasation of tumor-repopulating cells depends on cell deformability. Scientific Reports, 2016, 6. 19304.

[90] DISCHER DE, MOONEY DJ, ZANDSTRA PW. Growth factors, matrices, and forces combine and control stem cells. Science, 2009, 324(5935): 1673-1677.

[91] GEORGES PC, HUI JJ, GOMBOS Z, et al. Increased stiffness of the rat liver precedes matrix deposition: implications for fibrosis. Am J Physiol Gastrointest Liver Physiol, 2007, 293(6): G1147-1154.

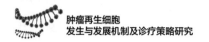

[92] MA J, ZHANG Y, TANG K, et al. Reversing drug resistance of soft tumor-repopulating cells by tumor cell-derived chemotherapeutic microparticles. Cell Research, 2016, 26. 713.

[93] LIANG Q, BIE N, YONG T, et al. The softness of tumour-cell-derived microparticles regulates their drug-delivery efficiency. Nature Biomedical Engineering, 2019]   DOI: 10.1038/s41551-019-0405-4.

[94] SUN Y, ZHENG Z, ZHANG H, et al. Chemotherapeutic tumor microparticles combining low-dose irradiation reprogram tumor-promoting macrophages through a tumor-repopulating cell-curtailing pathway. Oncoimmunology, 2017, 6(6): e1309487.

[95] LI Y, LUO S, MA R, et al. Upregulation of cytosolic phosphoenolpyruvate carboxykinase is a critical metabolic event in melanoma cells that repopulate tumors. Cancer Research, 2015, 75(7): 1191-1196.

[96] LIU Y, LIANG X, YIN X, et al. Blockade of IDO-kynurenine-AhR metabolic circuitry abrogates IFN-γ-induced immunologic dormancy of tumor-repopulating cells. Nature Communications, 2017, 8. 15207.

[97] JIA Q, YANG F, HUANG W, et al. Low Levels of Sox2 are required for Melanoma Tumor-Repopulating Cell Dormancy. Theranostics, 2019, 9(2): 424-435.

[98] LIU Y, LV J, LIANG X, et al. Fibrin stiffness mediates dormancy of tumor-repopulating cells via a Cdc42-driven Tet2 epigenetic program. Cancer Research, 2018, 78(14): 3926-3937.

[99] CHOWDHURY F, DOGANAY S, LESLIE BJ, et al. Cdc42-dependent modulation of rigidity sensing and cell spreading in tumor repopulating cells. Biochemical and Biophysical Research Communications, 2018, 500(3): 557-563.

[100] JIA Q, ZHOU W, YAO W, et al. Downregulation of YAP-dependent Nupr1 promotes tumor-repopulating cell growth in soft matrices. Oncogenesis,

2016, 5. e220.

[101] LUO S, LI Y, MA R, et al. Downregulation of PCK2 remodels tricarboxylic acid cycle in tumor-repopulating cells of melanoma. Oncogene, 2017, 36. 3609.

[102] An Essential Introduction to the Annual Report on Cardiovascular Health and Diseases in China(2021)

[103] 卫生部. 原发性肝癌诊疗规范 (201. 年版)[J]. 临床肿瘤学杂志 , 2011, 16(10): 929-946.

[104] LI X, WANG J. Mechanical tumor microenvironment and transduction: cytoskeleton mediates cancer cell invasion and metastasis[J]. International journal of biological sciences, 2020, 16(12): 2014.

[105] DVORAK H F, WEAVER V M, TLSTY T D, et al. Tumor microenvironment and progression[J]. Journal of surgical oncology, 2011, 103(6): 468-474.

[106] JONES A F, BYRNE H M, GIBSON J S, et al. A mathematical model of the stress induced during avascular tumour growth[J]. Journal of mathematical biology, 2000, 40. 473-499.

[107] WAN L, NEUMANN C A, LEDUC P R. Tumor-on-a-chip for integrating a 3. tumor microenvironment: chemical and mechanical factors[J]. Lab on a Chip, 2020, 20(5): 873-888.

[108] CHAMBERS A F, GROOM A C, MACDONALD I C. Dissemination and growth of cancer cells in metastatic sites[J]. Nature Reviews Cancer, 2002, 2(8): 563-572.

[109] REINFELD B I, MADDEN M Z, WOLF M M, et al. Cell-programmed nutrient partitioning in the tumour microenvironment[J]. Nature, 2021, 593(7858): 282-288.

[110] ZHAN H, ZHOU B, CHENG Y, et al. Crosstalk between stromal cells and

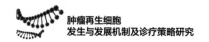

cancer cells in pancreatic cancer: New insights into stromal biology[J]. Cancer letters, 2017, 392. 83-93.

[111] BREMNES R M, DØNNEM T, AL-SAAD S, et al. The role of tumor stroma in cancer progression and prognosis: emphasis on carcinoma-associated fibroblasts and non-small cell lung cancer[J]. Journal of thoracic oncology, 2011, 6(1): 209-217.

[112] FULLÁR A, DUDÁS J, OLÁH L, et al. Remodeling of extracellular matrix by normal and tumor-associated fibroblasts promotes cervical cancer progression[J]. BMC cancer, 2015, 15. 1-16.

[113] GAIKWAD S S, AKALADE N V, SALUNKHE K S. Nanogel Development and its Application in Transdermal Drug Delivery System[J]. Current Nanomedicine(Formerly: Recent Patents on Nanomedicine), 2022, 12(2): 126-136.

[114] FONSECA K B, GRANJA P L, BARRIAS C C. Engineering proteolytically-degradable artificial extracellular matrices[J]. Progress in polymer science, 2014, 39(12): 2010-2029.

[115] MENKO A S, BOETTIGER D. Occupation of the extracellular matrix receptor, integrin, is a control point for myogenic differentiation[J]. Cell, 1987, 51(1): 51-57.

[116] KNUDSEN L, OCHS M. The micromechanics of lung alveoli: structure and function of surfactant and tissue components[J]. Histochemistry and cell biology, 2018, 150. 661-676.

[117] OSTRACH S. Low-gravity fluid flows[J]. Annual Review of Fluid Mechanics, 1982, 14(1): 313-345.

[118] CANCEDDA R. Cartilage and bone extracellular matrix[J]. Current pharmaceutical design, 2009, 15(12): 1334-1348.

[119] COBAN C, LEE M S J, ISHII K J. Tissue-specific immunopathology during

malaria infection[J]. Nature Reviews Immunology, 2018, 18(4): 266-278.

[120] TANG Y, NAKADA M T, KESAVAN P, et al. Extracellular matrix metalloproteinase inducer stimulates tumor angiogenesis by elevating vascular endothelial cell growth factor and matrix metalloproteinases[J]. Cancer research, 2005, 65(8): 3193-3199.

[121] MASCHERONI P, STIGLIANO C, CARFAGNA M, et al. Predicting the growth of glioblastoma multiforme spheroids using a multiphase porous media model[J]. Biomechanics and modeling in mechanobiology, 2016, 15. 1215-1228.

[122] STYLIANOPOULOS T. The solid mechanics of cancer and strategies for improved therapy[J]. Journal of biomechanical engineering, 2017, 139(2): 021004.

[123] MENEZES R, VINCENT R, OSORNO L, et al. Biomaterials and tissue engineering approaches using glycosaminoglycans for tissue repair: Lessons learned from the native extracellular matrix[J]. Acta biomaterialia, 2022.

[124] JAIN R K, MARTIN J D, Stylianopoulos T. The role of mechanical forces in tumor growth and therapy[J]. Annual review of biomedical engineering, 2014, 16. 321-346.

[125] SADOSHIMA J, IZUMO S. The cellular and molecular response of cardiac myocytes to mechanical stress[J]. Annual review of physiology, 1997, 59(1): 551-571.

[126] LIU S A, TZO H L. A novel six-component force sensor of good measurement isotropy and sensitivities[J]. Sensors and Actuators A: Physical, 2002, 100(2-3): 223-230.

[127] KUMAR S, WEAVER V M. Mechanics, malignancy, and metastasis: the force journey of a tumor cell[J]. Cancer and Metastasis Reviews, 2009, 28. 113-127.

[128] DELANCEY J O L. The hidden epidemic of pelvic floor dysfunction:

achievable goals for improved prevention and treatment[J]. American journal of obstetrics and gynecology, 2005, 192(5): 1488-1495.

[129] WUPUTRA K, KU C C, WU D C, et al. Prevention of tumor risk associated with the reprogramming of human pluripotent stem cells[J]. Journal of Experimental & Clinical Cancer Research, 2020, 39(1): 1-24.

[130] LO C M, WANG H B, DEMBO M, et al. Cell movement is guided by the rigidity of the substrate[J]. Biophysical journal, 2000, 79(1): 144-152.

[131] DAVIES P F, TRIPATHI S C. Mechanical stress mechanisms and the cell. An endothelial paradigm[J]. Circulation research, 1993, 72(2): 239-245.

[132] DREESEN O, BRIVANLOU A H. Signaling pathways in cancer and embryonic stem cells[J]. Stem cell reviews, 2007, 3. 7-17.

[133] ZHOU H, WANG M, ZHANG Y, et al. Functions and clinical significance of mechanical tumor microenvironment: cancer cell sensing, mechanobiology and metastasis[J]. Cancer Communications, 2022, 42(5): 374-400.

[134] HENDERSON E, HAYDON, P G, SAKAGUCHI, D S. Actin filament dynamics in living glial cells imaged by atomic force microscopy. Science, 1992, 257(5078): 1944-1946.

[135] BLOCK, S M, GOLDSTEIN, L S, SCHNAPP, B J. Bead movement by single kinesin molecules studied with optical tweezers. Nature, 1990, 348(6299): 348-352.

[136] WANG N, INGBER, D E. Probing transmembrane mechanical coupling and cytomechanics using magnetic twisting cytometry. Biochem Cell Biol, 1995, 73(7-8): 327-335.

[137] SHROFF, S G, SANER, D R, LAL R. Dynamic micromechanical properties of cultured rat atrial myocytes measured by atomic force microscopy. Am J Physiol, 1995, 269(1): C286-C292.

[138] HOH, J H, SCHOENENBERGER, C A. Surface morphology and

mechanical properties of MDCK monolayers by atomic force microscopy. J Cell Sci, 1994, 107(Pt 5): 1105-1114.

[139] CARTAGENA A, RAMAN A. Local viscoelastic properties of live cells investigated using dynamic and quasi-static atomic force microscopy methods. Biophys J, 2014, 106(5): 1033-1043.

[140] RAMAN A, TRIGUEROS S, CARTAGENA A, et al. Mapping nanomechanical properties of live cells using multi-harmonic atomic force microscopy. Nat Nanotechnol, 2011, 6(12): 809-914.

[141] HELLER I, SITTERS G, BROEKMANS, O D, et al. STED nanoscopy combined with optical tweezers reveals protein dynamics on densely covered DNA. Nat Methods, 2013, 10(9): 910-916.

[142] DAI J, SHEETZ, M P. Mechanical properties of neuronal growth cone membranes studied by tether formation with laser optical tweezers. Biophys J, 1995, 68(3): 988-996.

[143] FABRY B, MAKSYM, G N, SHORE, S.A, et al. Selected contribution: time course and heterogeneity of contractile responses in cultured human airway smooth muscle cells. J Appl Physiol, 2001, 91(2): 986-994.

[144] WANG N, BUTLER, J P, INGBER, D E. Mechanotransduction across the cell surface and through the cytoskeleton. Science, 1993, 260(5111): 1124-1127.

[145] WANG N, INGBER, D E. Control of cytoskeletal mechanics by extracellular matrix, cell shape, and mechanical tension. Biophys J, 1994, 66(6): 2181-2189.

[146] NA S, WANG N. Application of fluorescence resonance energy transfer and magnetic twisting cytometry to quantify mechanochemical signaling activities in a living cell. Sci Signal, 2008, 1(34): pl1.

[147] HU S, EBERHARD L, CHEN J, et al. Mechanical anisotropy of adherent cells probed by a magnetic twisting device. Am J Physiol Cell Physiol,

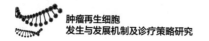
2004, 287(5): C1184-C1191.

[148] WESTPHAL V, HELL, S W. Nanoscale resolution in the focal plane of an optical microscope. Phys Rev Lett, 2005, 94(14): 143903.

[149] SAHL, S J, LEUTENEGGER M, HILBERT M, et al. Fast molecular tracking maps nanoscale dynamics of plasma membrane lipids. Proc Natl Acad Sci U S A, 2010, 107(15): 6829-6834.

[150] WILDANGER D, RITTWEGER E, KASTRUP L, et al. STED microscopy with a supercontinuum laser source. Opt Express, 2008, 16(13): 9614-9621.

[151] MEYER L, WILDANGER D, MEDDA R, et al. Dual-color STED microscopy at 30-nm focal-plane resolution. Small, 2008, 4(8): 1095-1100.

[152] HELL, S W, WICHMANN J. Breaking the diffraction resolution limit by stimulated emission: stimulated-emission-depletion fluorescence microscopy. Opt Lett, 1994, 19(11): 780-782.

[153] WILLIG, K I, RIZZOLI, S O, WESTPHAL V, et al. STED microscopy reveals that synaptotagmin remains clustered after synaptic vesicle exocytosis. Nature, 2006, 440(7086): 935-939.

[154] HELL S W. Toward fluorescence nanoscopy. Nat Biotechnol, 2003, 21(11): 1347-1355.

[155] POH, Y C, SHEVTSOV, S P, CHOWDHURY F, et al. Dynamic force-induced direct dissociation of protein complexes in a nuclear body in living cells. Nat Commun, 2012, 3(1): 866.

[156] GUCK J, ANANTHAKRISHNAN R, MAHMOOD H, et al. The optical stretcher: a novel laser tool to micromanipulate cells. Biophys J, 2001, 81(2): 767-784.

[157] LI B, XIE L, STARR, Z C, et al. Development of micropost force sensor array with culture experiments for determination of cell traction forces. Cell Motil Cytoskeleton, 2007, 64(7): 509-518.

[158] KRISHNAN R, PARK, C.Y, LIN, Y C, et al. Reinforcement versus fluidization in cytoskeletal mechanoresponsiveness. PLoS One, 2009, 4(5): e5486.

[159] ASHKIN A, DZIEDZIC, J M, YAMANE T. Optical trapping and manipulation of single cells using infrared laser beams. Nature, 1987, 330(6150): 769-771.

[160] MAMMOTO A, HUANG S, INGBER, D E. Filamin links cell shape and cytoskeletal structure to Rho regulation by controlling accumulation of p190RhoGAP in lipid rafts. J Cell Sci, 2007, 120(Pt 3): 456-467.

[161] SOLON J, LEVENTAL I, SENGUPTA K, et al. Fibroblast adaptation and stiffness matching to soft elastic substrates. Biophys J, 2007, 93(12): 4453-4461.

[162] YU G, YU S, SAHA M L, et al. A discrete organoplatinum(II)metallacage as a multimodality theranostic platform for cancer photochemotherapy[J]. Nature communications, 2018, 9(1): 4335.

[163] TAN Y, TAJIK A, CHEN J, et al. Matrix softness regulates plasticity of tumour-repopulating cells via H3K9 demethylation and Sox2 expression[J]. Nature communications, 2014, 5(1): 4619.

[164] LEE Y T, TAN Y J, OON C E. Molecular targeted therapy: Treating cancer with specificity[J]. European journal of pharmacology, 2018, 834. 188-196.

[165] CHEN J, CAO X, AN Q, et al. Inhibition of cancer stem cell like cells by a synthetic retinoid[J]. Nature communications, 2018, 9(1): 1406.

[166] DRAGU D L, NECULA L G, BLEOTU C, et al. Therapies targeting cancer stem cells: Current trends and future challenges[J]. World journal of stem cells, 2015, 7(9): 1185.

[167] LEUNG E L H, FISCUS R R, TUNG J W, et al. Non-small cell lung cancer cells expressing CD4. are enriched for stem cell-like properties[J]. PloS one, 2010, 5(11): e14062.

[168] SARKAR A, HOCHEDLINGER K. The sox family of transcription

factors: versatile regulators of stem and progenitor cell fate[J]. Cell stem cell, 2013, 12(1): 15-30.

[169] DEASY B M, GHARAIBEH B M, POLLETT J B, et al. Long-term self-renewal of postnatal muscle-derived stem cells[J]. Molecular biology of the cell, 2005, 16(7): 3323-3333.

[170] LOWE S W, CEPERO E, EVAN G. Intrinsic tumour suppression[J]. Nature, 2004, 432(7015): 307-315.

[171] JUNKIN M, TAY S. Microfluidic single-cell analysis for systems immunology[J]. Lab on a Chip, 2014, 14(7): 1246-1260.

[172] BERANOVA-GIORGIANNI S. Proteome analysis by two-dimensional gel electrophoresis and mass spectrometry: strengths and limitations[J]. TrAC Trends in Analytical Chemistry, 2003, 22(5): 273-281.

[173] ZHANG X, LI T, LIU F, et al. Comparative analysis of droplet-based ultra-high-throughput single-cell RNA-seq systems[J]. Molecular cell, 2019, 73(1): 130-142] e5.

[174] DRAGU D L, NECULA L G, BLEOTU C, et al. Therapies targeting cancer stem cells: Current trends and future challenges[J]. World journal of stem cells, 2015, 7(9): 1185.

[175] BREM H, STOJADINOVIC O, DIEGELMANN R F, et al. Molecular markers in patients with chronic wounds to guide surgical debridement[J]. Molecular medicine, 2007, 13(1): 30-39.

[176] SONTAG S. Illness as metaphor and AIDS and its metaphors[M]. Macmillan, 2001.

[177] JETER C R, BADEAUX M, CHOY G, et al. Functional evidence that the self-renewal gene NANOG regulates human tumor development[J]. Stem cells, 2009, 27(5): 993-1005.

[178] LIU S, DONTU G, MANTLE I D, et al. Hedgehog signaling and Bmi-

1 regulate self-renewal of normal and malignant human mammary stem cells[J]. Cancer research, 2006, 66(12): 6063-6071.

[179] VOGELSTEIN B, KINZLER K W. Cancer genes and the pathways they control[J]. Nature medicine, 2004, 10(8): 789-799.

[180] HUA S, LIU Q, YIN G, et al. Research on 3. medical image surface reconstruction based on data mining and machine learning[J]. International Journal of Intelligent Systems, 2022, 37(8): 4654-4669.

[181] DING Z, ZHAO Y, ZHANG G, et al. Application of visual mechanical signal detection and loading platform with super-resolution based on deep learning[J]. International Journal of Intelligent Systems, 2022, 37(10): 7812-7836.

[182] YI K, LI H, XU C, et al. Morphological feature recognition of different differentiation stages of induced ADSCs based on deep learning[J]. Computers in Biology and Medicine, 2023, 159. 106906.

[183] ZHANG Y, ZHAO Y, YIN G, et al. Secure data stream transmission method for cell pathological image storage system[J]. International Journal of Intelligent Systems, 2022, 37(2): 1552-1571.

[184] ZHANG Y, YIN G, YE M, et al. Stereo vision information system using mediantheorem and attitude compensation with nonlinear differential equations[J]. Fractals, 2022, 30(02): 2240073.

[185] ZHANG Y, YE M, WANG J, et al. Modeling analysis of microenvironment of 3. cell mechanics based on machine vision[J]. Open Physics, 2022, 20(1): 117-129.

[186] LI G, WANG D, ZHANG Y, et al. Using graph attention network and graph convolutional network to explore human circRNA-disease associations based on multi-source data[J]. Frontiers in Genetics, 2022, 64.

[187] ZHANG Y, WEI F, POH Y C, et al. Interfacing 3. magnetic twisting

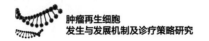
cytometry with confocal fluorescence microscopy to image force responses in living cells[J]. Nature protocols, 2017, 12(7): 1437-1450.

[188] TAJIK A, ZHANG Y, WEI F, et al. Transcription upregulation via force-induced direct stretching of chromatin[J]. Nature materials, 2016, 15(12): 1287-1296.

[189] XU C, YI K, JIANG N, et al. MDFF-Net: A multi-dimensional feature fusion network for breast histopathology image classification[J]. Computers in Biology and Medicine, 2023, 165. 107385.